Immunsystem – so stärke ich meinen Bodyguard

ROBERT G. KOCH

IMMUNSYSTEM –
so stärke ich meinen Bodyguard

Die eigene Abwehr optimieren

Haftungsausschluss
Stand des Wissens in diesem Ratgeber ist April 2020, wobei zu beachten ist, dass die immunologische Forschung sich dynamisch entwickelt und laufend neue Studien publiziert werden. Dieses Buch ersetzt den Besuch beim Arzt nicht. Bitte besprechen Sie jede diagnostische oder therapeutische Folgerung mit Ihrem Arzt oder Ihrer Ärztin. Eine Haftung des Autors bzw. des Verlags ist ausgeschlossen.

Beobachter-Edition
2., aktualisierte Auflage 2020
© 2019 Ringier Axel Springer Schweiz AG, Zürich
Alle Rechte vorbehalten
www.beobachter.ch

Herausgeber: Der Schweizerische Beobachter, Zürich
Lektorat: Christine Klingler Lüthi, Wädenswil
Infografiken Seiten 23, 28, 44, 45, 70, 80/81, 88: Andrea Klaiber und Anne Seeger; Seiten 14, 43, 59: Bruno Bolliger
Umschlaggestaltung: Cornelia Iten, fraufederer.ch
Umschlagfoto: iStock
Fotos: iStock
Reihenkonzept: buchundgrafik.ch
Satz: Bruno Bolliger, Gudo
Herstellung: Bruno Bächtold
Druck: Kösel GmbH & Co. KG

ISBN 978-3-03875-292-9

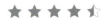

Zufrieden mit den Beobachter-Ratgebern?
Bewerten Sie unsere Ratgeber-Bücher im Shop:
www.beobachter.ch/shop

Mit dem Beobachter online in Kontakt:
 www.facebook.com/beobachtermagazin
 www.twitter.com/BeobachterRat
 www.instagram.com/beobachteredition

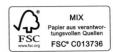

Inhalt

Vorwort 11

1 Der Mensch und sein Immunsystem 13

Infektionskrankheiten, eine Geissel der Menschheit 14
Das Mittelalter, eine Epoche verheerender Seuchen 15
Eroberer und Missionare bringen tödliche Krankheiten
in die Neue Welt 16
Den Infektionskrankheiten auf der Spur 17

So funktioniert unser schlagkräftiges Immunsystem 19
Kein Überleben ohne Verteidigung 19
Der Aufbau des Immunsystems 21
Wie Schlüssel und Schloss: Antigen und Antikörper 22

Blutgruppen und der verflixte Rhesusfaktor 24

Abwehrzellen und Flüssigkeiten – Bodyguards und Feuerwehr 26
Von Fress- und Killerzellen und anderen Blutkörperchen 28
Humorale Immunabwehr: die Feuerwehr 35
Angeborene und erworbene Abwehrkräfte 36
Immunität und Resistenz – wo liegt der Unterschied? 38

Das lymphatische System 41
Produktionsstätten der Immunzellen: primäre Lymphorgane 41
Lymphatische Gewebe 45
Filtern nonstop: sekundäre Lymphorgane 48
Lymphgefässe: die Abwasserkanalisation des Körpers 49

Wie das Immunsystem arbeitet und sich verändert 50
Fieber und Entzündung: Die Abwehr schaltet einen Gang höher 52

Erstinfektion oder alter Bekannter? 53
Wie sich unsere Abwehr im Lauf des Lebens entwickelt 54
Schwangerschaft, Geburt und Stillzeit 55

Mann oder Frau? Es gibt Unterschiede,
auch im Kampf gegen Krankheiten 58

Die Altersschwäche des Immunsystems 60

Das Immunsystem aus Sicht der Traditionellen
Chinesischen Medizin (TCM) 63

2 Angriffe, Pannen und Schwachstellen 67

Intelligente Angreifer 68
Bakterien, Viren, Pilze und andere Schmarotzer 68
Verblüffende Anpassungsfähigkeit: Mimikry,
Täuschung und Resistenz 73
Inkognito den richtigen Moment abwarten 75

Das Immunsystem auf Abwegen 77
Allergien: Die Abwehr spielt verrückt 77
Intoleranz oder veritable Allergie? 84
Autoimmunerkrankungen: Wenn die Bodyguards
den eigenen Körper angreifen 84
Gefürchteter Krebs 86
Angeborene oder erworbene Immunmangelzustände 90
HIV und Aids 91

3 Positive und negative Einflüsse 95

Medizinische Einflüsse auf die Körperabwehr 96
Antibiotika: vom Segen zur Bedrohung 96
Impfungen: dem Immunsystem auf die Sprünge helfen 99
Organtransplantationen 107
Medikamente, die das Immunsystem beeinträchtigen 109

Lifestyle 110
Ernährung und Fitness 110
Superfood! Supergut? 116
Fast Food macht das Immunsystem aggressiv 128
Bewegung hält auch die Bodyguards fit 129
Der hygienische Schmutzfink 132
Stress und Erholung 142
Kalte Dusche oder Sauna? 146
Schattenseiten des Sonnenbadens 147
Erfülltes Liebesleben 148
Zuträgliche und unzuträgliche Untermieter im Darm 148
Genuss mit Mass 151

Was das Immunsystem sonst noch beeinflusst 154
Der Einfluss der Psyche 154
Das soziale Netz und die Folgen der Vereinsamung 159
Chronische Entzündungen attackieren Körper und Abwehr 161
Strahlen und Gifte überall 162
Kalte Jahreszeit, Grippezeit 164

Reisen ohne böse Überraschungen 167
Lebensmittelinfektionen: Die Erreger und wie man
ihnen aus dem Weg geht 167
Die problematischen Tropen 171
Gesund bleiben unterwegs 173

4 Mensch und Natur im Widerstreit 179

Sexuell übertragbare Krankheiten auf dem Vormarsch 180
Alte Übel erleben ein Revival 180
Geschlechtskrankheiten vorbeugen 185

Die Natur schlägt zurück 186
Vogelgrippe: Die Rechnung für die Massentierhaltung? 186
Die Auswirkungen von antibiotika- und hormonbelastetem Fleisch 187
Pestizide, Insektizide und Monokulturen:
Das ökologische Gleichgewicht wankt 189
Wenn tierspezifische Krankheitserreger plötzlich
den Menschen befallen 191
Afrika und Asien: Brutstätten für zukünftige Epidemien? 194
SARS-CoV-2: Das Virus, das eine Pandemie auslöste 196

Anhang 203

Tabelle: Positive und negative Einflüsse auf das Immunsystem 204
Glossar 209
Buchtipps aus der Beobachter-Edition 212
Quellen 213
Stichwortverzeichnis 216

INHALT

Vorwort

Haben Sie sich während einer fiebrigen Erkältung auch schon gefragt, was für ein hoch spezialisiertes Räderwerk im Hintergrund läuft, damit Sie gesunden und wieder zu Kräften kommen? Womöglich verheilt nebenbei und unbemerkt noch irgendwo eine kleine Wunde schnell und ohne sichtbare Schäden. Zu verdanken haben wir beides unserem faszinierenden Immunsystem, dem Bodyguard, der ununterbrochen arbeitet, in gesunden und erst recht in kranken Tagen.

Über Millionen von Jahren hat die Evolution eine komplexe, äusserst schlagkräftige Abwehrorganisation hervorgebracht, die uns vor allen möglichen Krankheitserregern und lebensbedrohlichen Gefahren beschützt. Dieser Ratgeber veranschaulicht auf leicht verständliche und unterhaltsame Art den Aufbau und die Funktionsweise der Immunabwehr.

Wie können wir unseren Bodyguard gezielt unterstützen, damit er all den negativen Einflüssen standhält? Welchen Einfluss haben Alter, Ernährung, Fitness, Hygiene, Stress, Geschlecht, Psyche, Schlaf und der Konsum von Genussmitteln auf unseren Bodyguard? Zur Sprache kommen viele konkrete Verhaltensweisen, Tipps und Empfehlungen, die sich im Alltag leicht umsetzen lassen. Ein kurzer Abstecher befasst sich mit den Ansichten der Traditionellen Chinesischen Medizin (TCM), vor allem mit der schützenden Abwehrenergie, die uns vor äusseren und inneren krank machenden Faktoren bewahrt.

Zu guter Letzt bietet der vorliegende Ratgeber eine Menge nützlicher Informationen zu den häufigsten und gefährlichsten Infektionskrankheiten, die nach wie vor eine Bedrohung darstellen. Das aktuellste Beispiel hier ist die Corona-Krise, die uns vermutlich noch lange beschäftigen wird. Das Thema Impfungen und alle wichtigen Fakten zu Geschlechts- und Tropenkrankheiten runden den Inhalt ab. Alles in allem soll dieses Buch Ihnen dabei helfen, die Abwehrkraft Ihres Immunsystems zu unterstützen und den Ausbruch von Krankheiten zu vermeiden.

Dr. med. Robert G. Koch
im Mai 2020

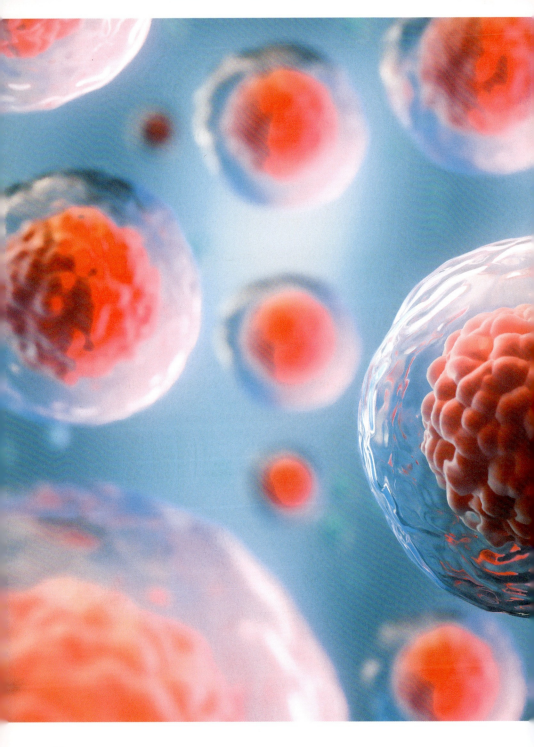

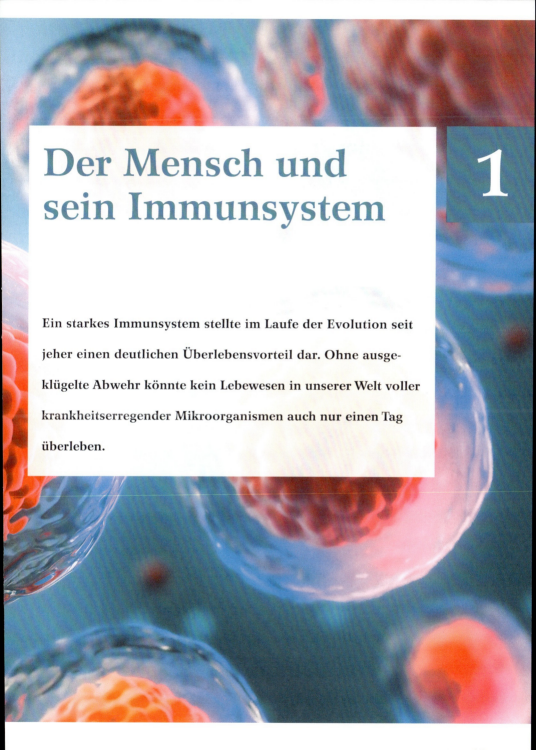

Der Mensch und sein Immunsystem

1

Ein starkes Immunsystem stellte im Laufe der Evolution seit jeher einen deutlichen Überlebensvorteil dar. Ohne ausgeklügelte Abwehr könnte kein Lebewesen in unserer Welt voller krankheitserregender Mikroorganismen auch nur einen Tag überleben.

Infektionskrankheiten, eine Geissel der Menschheit

Der Kampf zwischen Mikroben und unserem Immunsystem ist eine Konstante der Menschheitsgeschichte – man denke nur an Pest, Aids & Co. Doch nicht alle Mikroben haben es auf unsere Gesundheit abgesehen. Manche tragen auch dazu bei, dass der menschliche Organismus überhaupt funktionstüchtig ist.

Erste Beobachtungen zur Immunologie (Lehre der Körperabwehr) wurden bereits 400 Jahre vor Christus in Griechenland gemacht. Anlässlich einer grassierenden Seuche machten Ärzte die Erfahrung, dass gewisse Menschen ohne Schaden die Pflege von Patientinnen und Patienten übernehmen konnten: nämlich diejenigen, die früher bereits an der Infektionskrankheit erkrankt waren und sie damals überlebt hatten. Die Seuche konnte ihnen nichts mehr anhaben.

VERGLEICH DER TODESOPFER VERSCHIEDENER INFEKTIONSKRANKHEITEN IN DEN LETZTEN 200 JAHREN

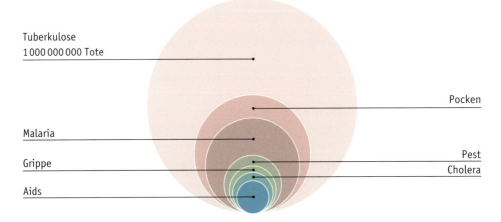

Tuberkulose
1 000 000 000 Tote

Pocken

Malaria

Grippe

Pest
Cholera

Aids

Quelle: Nature

Seit Jahrtausenden plagt etwa das Tuberkulose-Bakterium die Menschheit. Allein in den letzten 200 Jahren forderte die Tuberkulose mehr Todesfälle als viele andere Infektionskrankheiten zusammen, nämlich über eine Milliarde (!). Die wegen der gewebeeinschmelzenden Lungenherde auch als «galoppierende Schwindsucht» bezeichnete Krankheit ist in der Schweiz im Zuge der Migration und der Zunahme der multiresistenten (gegen mehrere Antibiotika resistente) Keime wieder auf dem Vormarsch (siehe Seite 195).

Das Mittelalter, eine Epoche verheerender Seuchen

Mit der Hygiene ging es im Laufe der Geschichte auf und ab. Waren die Bäder der alten Römer feudale, gepflegte Wellnesstempel und boten sie jeden erdenklichen Luxus, verwahrloste die westliche Welt in den folgenden Jahrhunderten und versank in einem Sumpf von Abfall und Dreck.

Die Menschen im Mittelalter mussten sich mit Schmutz und Gestank abfinden. Sanitäre Anlagen gab es nicht, und die frivolen Badehäuser waren der reichen Oberschicht vorbehalten. Es war üblich, die Nachttöpfe aus dem Fenster auf die Gasse auszukippen. Müll und Fäkalien von Hunden und frei herumlaufenden Schweinen trugen weiter dazu bei, dass die Strassen im Dreck versanken. Der zum Himmel steigende Gestank muss furchtbar gewesen sein, aber vermutlich gewöhnte man sich daran, weil alles und jeder stank. Körperhygiene war kein Thema, im Gegenteil: Die Inquisition verurteilte Sauberkeit als Teufelswerk. Man glaubte, heisses Wasser öffne die Körperporen, durch die dann Krankheiten eindringen könnten. Und was verstopft die Poren besser als Schweiss und Staub?

Die unhygienischen Zustände liessen regelmässig grässliche Pest- und Choleraepidemien ausbrechen. In Tat und Wahrheit hielten die Rattenflöhe, die Überträger der «Rache Gottes», wie die Pest auch genannt wurde, Ausschau nach verdreckten, ungewaschenen Opfern. Sie bescherten ihnen eitrige Beulen oder gar den qualvollen, schwarzen Tod. Zeitweise starben bis zu zwei Drittel der Bevölkerung an der grauenvollen Epidemie. Und in den damaligen Kriegen verloren mehr Soldaten durch Pest, Wundbrand und Fleckfieber ihr Leben als beim Kampf in den Schlachten.

Adel mit Geruch
Das 16. und 17. Jahrhundert gelten als die schmuddeligsten in der europäischen Geschichte. Könige liefen genauso übelriechend durch die Gegend wie ihre Untertanen. Die Monarchin Elisabeth I. von England (1533–1603) nahm nur ein Mal im Monat ein Bad, «egal, ob ich es nötig habe oder nicht», wie sie sagte. Ludwig XIV., der französische Sonnenkönig (1638–1715), hat sich nur trocken «gewaschen». Er wälzte sich im Puder, verhüllte seine fetttriefenden Haare unter einer Perücke und wechselte dreimal am Tag die Kleider.

In den von Schmutz und Elend gezeichneten Hamburger Gängevierteln kam es noch Ende des 19. Jahrhunderts zu einem grossen Choleraausbruch. Erst anschliessend wurden Volksbäder, Müllverbrennungsanlagen und Abwasserkanalisationen gebaut. Endlich erkannte man, dass eine gute Körperhygiene und eine saubere Umwelt das Risiko von Infektionskrankheiten vermindern können.

Eroberer und Missionare bringen tödliche Krankheiten in die Neue Welt

In der gleichen Zeit, in der in Europa solche unappetitlichen Zustände herrschten, machten sich europäische Eroberer auf zu fernen Ufern und verbreiteten Seuchen und Krankheiten in der Welt, insbesondere in Südamerika. Die schmierigen Invasoren umgab eine bestialische Ausdünstung, weshalb die Eingeborenen sie normalerweise nur mit Laternen begleiteten, in denen rauchende Kräuter Wohlgerüche verbreiteten, die die üblen Düfte zurückdrängen sollten. Die Europäer brachten den Ureinwohnern Anfang des 16. Jahrhunderts Keime, mit denen diese vorher noch nie Kontakt gehabt hatten und auf die deren Immunsystem in keiner Weise vorbereitet war. Weit mehr Azteken und Inkas sind an den eingeschleppten Krankheiten gestorben als durch die Waffengewalt von Cortez' und Pizarros Soldaten. Die Eroberer aus dem vor Dreck strotzenden, mittelalterlichen Europa hatten schon diverse Epidemien durchgemacht und im Lauf der Zeit Abwehrkräfte entwickelt, die sie vor manchen Krankheiten schützten (Pocken, Grippe, Masern etc.), während die Ureinwohner diesen Erregern schutzlos ausgeliefert waren.

Den Infektionskrankheiten auf der Spur

Mitte des 17. Jahrhunderts, also vor noch nicht einmal 400 Jahren, begann mit der Erfindung und dem Einsatz von Mikroskopen das Zeitalter der Mikrobiologie, der Wissenschaft der Kleinstlebewesen. Erstmals konnten bis dahin unsichtbare, mit blossem Auge nicht erkennbare Mikroorganismen wie beispielsweise Bakterien beschrieben werden. Der holländische Tuchhändler Antoni van Leeuwenhoek (1632–1723) hatte nebenbei die Kunst des Linsenschleifens erlernt und baute in seiner Freizeit Mikroskope von bisher unerreichter Qualität. Damit konnte er als Erster rote Blutkörperchen und kleine Organismen im menschlichen Speichel beobachten. Anfangs belächelt und verspottet, wurde er schnell in die damals höchsten wissenschaftlichen Kreise aufgenommen.

Ende des 18. Jahrhunderts machte der britische Arzt Edward Jenner (1749–1823) eine bahnbrechende Entdeckung, die schliesslich zur Ausrottung der Pocken führte. Ein Mädchen war an den harmlosen Kuhpocken erkrankt und blieb bei allen nachfolgenden tödlichen Pockenepidemien verschont. Daraufhin machte Jenner Versuche, indem er junge Menschen mit Kuhpocken infizierte. Er entnahm Material aus eitrigen Pusteln von erkrankten Personen und ritzte es Gesunden unter die Haut. Diese Probanden waren anschliessend allesamt widerstandsfähig gegen die verhängnisvolle echte Pockenkrankheit. Die Schutzimpfung (medizinisch Vakzination) und mit ihr die neue Lehre zur Abwehr von Krankheitserregern, die Immunologie, waren geboren.

Robert Koch und Louis Pasteur:
Pioniere der Mikrobiologie

Robert Koch gilt zusammen mit Louis Pasteur als einer der Begründer der Mikrobiologie bzw. der Immunologie. Er konnte als Erster den genauen Ablauf einer Infektionskrankheit beschreiben. Neben dem Milzbrandverursacher entdeckte er die Mykobakterien, Auslöser der Tuberkulose, wofür er 1905 den Nobelpreis in Empfang nehmen durfte.

Louis Pasteur verdanken wir die Erkenntnisse zur Vorbeugung von Infektionskrankheiten. Dank seiner Impfstoffe verloren viele bislang gefährliche Krankheiten ihren Schrecken. Ausserdem entwickelte er Verfahren zur Konservierung, zum Haltbarmachen (Pasteurisieren) und zur Sterilisierung (steril = keimfrei, respektive keimarm).

Nach anfänglicher Freundschaft zerstritten sich die beiden nationalistischen Mikrobiologen aufgrund des Deutsch-Französischen Krieges, der 1870/71 wütete, auf Lebzeiten.

Die ersten Erfahrungen in Sachen Infektionskrankheiten brachten schnell medizinische Fortschritte und Verbesserungen hinsichtlich Körper- und Umwelthygiene. In der Folge sank die Kindersterblichkeit, und gleichzeitig stieg die Lebenserwartung.

INFO *Medizinische Instrumente wurden bis weit ins 19. Jahrhundert nicht gereinigt oder desinfiziert. Auch von sauberen Händen wollten die Chirurgen nichts wissen – sie wollten einfach nicht wahrhaben, dass sie selbst mit ihren schmutzigen Fingern Krankheiten provozierten. Jede zehnte Schwangere starb nach der Entbindung am gefährlichen Kindbettfieber, weil der Arzt vor der Geburtsbegleitung noch an Leichen hantiert hatte. Die Einsicht kam erst spät, nämlich als man feststellen musste, dass Hebammen deutlich weniger Todesfälle verursachten.*

So funktioniert unser schlagkräftiges Immunsystem

Auf dem langen Entwicklungsweg des Homo sapiens und seiner Vorfahren bildete sich ein immer raffinierteres Verteidigungssystem aus, das sich ständig neu anpasst und dadurch perfektioniert. Auch wenn wir kaum mitbekommen, was in unserem Körper abgeht: Die Mechanismen der Immunabwehr sind ein Wunderwerk der Natur.

Nicht nur Menschen und Tiere, sondern auch Pflanzen verfügen über ein Immunsystem, das fremde Strukturen erkennt und sich gegen sie zur Wehr setzt. Das ist notwendig, weil alle Lebewesen mit ihrer Umwelt interagieren. In erster Linie nehmen sie Nährstoffe auf und geben Stoffwechselprodukte ab. Mit der Aufnahme von Nahrung gelangen aber unweigerlich auch Bestandteile in einen Organismus, die krank machend oder sogar giftig sind. Höhere Lebewesen haben als Schutz davor über Millionen von Jahren ein schlaues System entwickelt, das gefährliche Angreifer frühzeitig identifiziert und sie wirksam bekämpft.

Kein Überleben ohne Verteidigung

Auf und im menschlichen Körper krabbeln und leben zehnmal mehr Mikroorganismen, vorwiegend unschädliche Bakterien, als wir Körperzellen haben. Alle Kleinstlebewesen unseres Körpers wiegen zusammen eineinhalb bis zwei Kilo. Einige dieser Fremdlinge leben in einer Symbiose mit uns Menschen. Wir brauchen sie sogar, denn sie helfen uns bei der Verdauung oder halten eine gesunde äussere Deckschicht intakt, die Haut. Nicht alle Mikroorganismen (Mikroben) sind jedoch friedlich und harmlos. Einige fungieren als Keime und führen zu verhängnisvollen Infektionen oder gar tödlichen Krankheiten.

Das menschliche Selbstverteidigungssystem schützt uns aber nicht nur vor diesen mikroskopisch kleinen, gefährlichen Wesen, sondern auch vor anderen Bedrohungen, etwa körperfremden Substanzen und abgestorbenen oder krankhaft entarteten Zellen.

> **INFO** *In den meisten Fällen sind die Erreger winzig klein, sodass sie nur mit dem Elektronenmikroskop sichtbar gemacht werden können. Diese Geräte haben eine hohe Auflösung und zeigen Strukturen im Nanometerbereich (millionstel Meter). Nur so lassen sich beispielsweise Viren erkennen, während Bakterien auch unter dem gewöhnlichen Lichtmikroskop beobachtet werden können (zum Grössenvergleich zwischen Viren und Bakterien siehe die Abbildung auf Seite 70). Das Immunsystem muss neben diesen Winzlingen auch vergleichsweise riesige Angreifer bekämpfen, z. B. Würmer von ein paar Millimetern Länge bis hin zu Bandwürmern, die mehrere Meter lang sein können.*

Keime werden normalerweise durch ein intaktes Immunsystem in Schach gehalten und können keinen Schaden anrichten – wir bleiben gesund. Ist das Abwehrsystem jedoch geschwächt oder treten die Erreger in grosser Zahl auf, so kann eine Krankheit ausbrechen. Deren Verlauf hängt einerseits mit dem gegenwärtigen Zustand der Abwehr und andererseits mit der Aggressivität des Eindringlings zusammen.

Die Haut als Barriere

Mikroben können auf vielen verschiedenen Wegen in den Körper gelangen. Eine erste, ausserordentlich wichtige Schranke als Schutz vor schädlichen Umwelteinflüssen, körperfremden Stoffen und gesundheitsbedrohenden Invasoren stellt die intakte Haut dar. Sie schirmt unseren Körper als mechanische Grenze von der Aussenwelt ab.

Die Haut ist mehrschichtig aufgebaut. Sie besteht aus kompakten Reihen von dicht aneinanderliegenden Zellen (Epithelzellen), wobei die oberste Schicht, die der Luft ausgesetzt ist, verhornt. Talgdrüsen versorgen diese Hornhaut mit Fett und machen sie wasserundurchlässig. Gemeinsam mit der Hautflora, bestehend aus nicht pathogenen[*] (krank machenden), schützenden Mikroorganismen, und dem Säureschutzmantel hält die Haut einen Grossteil aller Viren und Bakterien vom Eindringen ab.

---

[*] Diesen und weitere Fachbegriffe finden Sie im Glossar ab Seite 207 erklärt.

IMMUN-KICKS

Ein paar Tipps zur Pflege der Haut, damit die äussere Barriere intakt bleibt:
- pH-neutrale Syndets (synthetic detergents) benutzen, die den Säureschutzmantel nicht beschädigen. Normale Seifen haben oft einen zu hohen pH-Wert (über 5,5).
- Je älter die Haut, desto trockener; umso wichtiger ist die richtige Pflege. Frauen benötigen Salben mit mehr Fettanteil, Männer feuchtigkeitsspendende Cremen.
- Auch kleine Hautverletzungen sofort desinfizieren und mit einem Pflaster abdecken.
- Einen Flüssigkeitsmangel vermeiden.
- Die Haut vor zu viel UV-Strahlung schützen.

Der Oberflächenfilm aus Schweiss und Talg, der mit einem sauren pH von 5,5 für Mikroben äusserst ungünstig ist, wirkt dabei wie eine unsichtbare abschirmende Hülle. Schafft es ein Krankheitserreger dennoch, diesen ersten Schutzwall zu durchbrechen (Verletzung, Biss, Stich), so lauert in der Ober- und der Lederhaut ein dichtes Netzwerk von spezialisierten Immunpolizisten, u. a. die patrouillierenden Langerhans-Zellen, schlagkräftige Lymphozyten wie auch hungrige Makrophagen, die bei Grenzverletzungen einschreiten. Die Langerhans-Zellen fangen Schadstoffe ab, entdecken als Erste in die Haut eingedrungene Antigene, wandern mit ihnen zu den Lymphknoten und alarmieren dort die Abwehrzellen. Jetzt tritt das eigentliche Immunsystem in Aktion.

Der Aufbau des Immunsystems

Das Immunsystem verfügt über zwei schlagkräftige, sich ergänzende Formationen: Da ist zum einen das **angeborene Immunsystem,** das unspezifisch sofort alles Körperfremde angreift, als gefährlich oder ungefährlich einstuft und falls notwendig eliminiert – zum Beispiel, indem es den Fremdling kurzerhand auffrisst. Zum Anderen gibt es das sich lebenslang anpassende **erworbene Immunsystem,** das spezifische Unruhestifter,

DAS IMMUNSYSTEM

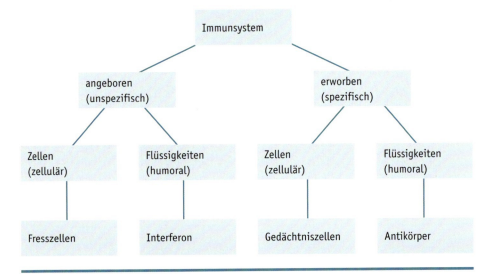

mit denen es bereits einmal in Kontakt war, wiedererkennt und gezielt gegen sie vorgeht.

Sowohl das angeborene wie auch das erworbene Immunsystem greifen bei der Verteidigung zurück auf eine Armee von spezialisierten Abwehrzellen (zelluläre Immunabwehr) und auf raffinierte Flüssigkeiten (humorale Immunabwehr).

Wie Schlüssel und Schloss: Antigen und Antikörper

Im Zusammenhang mit dem Immunsystem werden Ihnen zwei Begriffe immer wieder begegnen: Antigen und Antikörper. Was bedeuten sie?

Bei **Antigenen** handelt es sich um spezifische Oberflächenmoleküle eines normalerweise körperfremden Organismus oder Stoffes, die vom zugehörigen Antikörper erkannt werden und eine spezifische Immunantwort auslösen. Jedes Element, das sich mit einem Antikörper verbindet, wird als Antigen bezeichnet. Fusioniert ein Antikörper mit einem Antigen, so entsteht ein sogenannter Immunkomplex, der anschliessend vom Immunsystem unschädlich gemacht wird (siehe Grafik Seite 28). Ausnahmsweise können auch unschädliche Stoffe oder körpereigene Strukturen, die fälschlicherweise als bedrohliche Antigene wahrgenommen werden, Abwehrreaktionen auslösen (siehe Allergien, Seite 77; Autoimmunerkrankungen, Seite 84).

Antikörper – auch Immunglobuline (Ig) genannt – sind Moleküle, die als Antwort auf den Kontakt mit einem Antigen gebildet werden. Bestimmte Zellen des Verteidigungssystems produzieren diese zielgerichteten Abwehrstoffe, sobald sie an ein fremdes Antigen andocken. Jeder Antikörper passt genau zu seinem Antigen und damit zu einem bestimmten Erreger oder Fremdstoff, wie ein Schlüssel zum dazugehörigen Schloss (antigenspezifische Antikörper). Kommt es im Laufe des Lebens zu einem erneuten Kontakt mit dem körperfremden Antigen, wird es schneller erkannt und löst eine spezifische Immunreaktion aus (siehe Seite 37).

> **INFO** *Die Hauptaufgabe von Antikörpern besteht in der Wiedererkennung von Antigenen. Ausserdem sind sie imstande, Gifte zu neutralisieren, die Hülle von Mikroben anzugreifen und sich an Viren zu heften, um zu verhindern, dass diese weitere Zellen erobern. Antikörper stellen bei Blutuntersuchungen ein wichtiges Instrument zur Diagnose und Verlaufskontrolle einer Krankheit dar.*

ANTIKÖRPER UND ANTIGENE

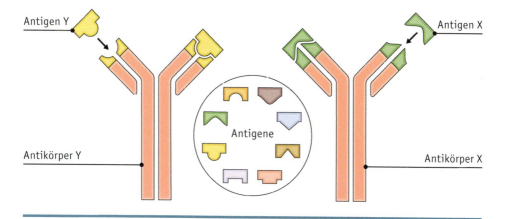

BLUTGRUPPEN UND DER VERFLIXTE RHESUSFAKTOR

Das menschliche Blut wird in verschiedene Gruppen unterteilt; die wichtigsten sind das AB0-System (0 = null) und das Rhesussystem. Die Unterscheidung beruht auf unterschiedlichen Oberflächenmerkmalen (Antigenen) der roten Blutkörperchen (Erythrozyten).

BLUTGRUPPE

Das AB0-System umfasst vier Typen von Blutgruppen: A, B, AB und 0. Personen mit Blutgruppe A besitzen Antikörper gegen Blut der Gruppe B und umgekehrt. Blutgruppe 0 hat Antikörper gegen A und B. Die fremden roten Blutkörperchen werden angegriffen und zerstört.

Blutgruppe A hat Antigen A an der Oberfläche der roten Blutkörperchen und Antikörper gegen B.

Blutgruppe B hat Antigen B an der Oberfläche der roten Blutkörperchen und Antikörper gegen A.

Blutgruppe AB hat Antigen A und Antigen B an der Oberfläche der roten Blutkörperchen und somit keine Antikörper gegen A oder B. Menschen mit der Blutgruppe AB sind Universalempfänger, sie vertragen alle anderen Blutgruppen.

Blutgruppe 0 hat keine Antigene (weder A noch B) an der Oberfläche der roten Blutkörperchen, aber Antikörper gegen A und gegen B. Menschen mit der Blutgruppe 0 sind Universalspender, weil sie keine Antigene haben, die Antikörper des Empfängers also keinen Grund zur Reaktion haben. Personen mit Blutgruppe 0 können nur Blut aus der eigenen Blutgruppe empfangen, weil sie Antikörper gegen A und B besitzen.

In Europa ist der häufigste Typ Blutgruppe A (42 Prozent), gefolgt von Blutgruppe 0 (38 Prozent).

RHESUSFAKTOR

Der Rhesusfaktor ist ein weiteres Oberflächenmerkmal der roten Blutkörperchen. Ist diese Eigenschaft vorhanden, spricht man von einer rhesuspositiven Blutgruppe (Rh+, Rhesus positiv). Die Bezeichnung «Rhesusfaktor» geht darauf zurück, dass dieses Antigen zuerst im Blut der Rhesusaffen aufgespürt wurde.

Rhesusnegatives Blut (Rh-) reagiert auf rhesuspositives mit der Bildung von Antikörpern. 85 Prozent der europäischen Bevölkerung sind rhesuspositiv.

Der negative Rhesusfaktor kann bei Geburten zum Problem werden. Gebärt eine rhesusnegative (Rh-) Frau ein Kind von einem rhesuspositiven Mann, so ist das Kind ebenfalls rhesuspositiv. Kommt nun sein Blut mit dem der Mutter in Kontakt, resultiert eine heftige Antikörperreaktion mütterlicherseits. Dies spielt für das soeben geborene Kind keine Rolle mehr. Doch bei einer nächsten Schwangerschaft passieren die entstandenen Antikörper der Mutter die Plazentaschranke (Grenze zwischen mütterlichem und fetalem Blutkreislauf) und können bei einem erneut rhesuspositiven Kind die Erythrozyten (die roten Blutkörperchen) angreifen. Dies kann verhindert werden, indem man der Mutter unmittelbar nach der Entbindung die Rhesus-Antikörper passiv gibt, sodass das mütterliche Immunsystem nicht gegen die unverträglichen Rhesusfaktoren reagieren muss.

Abwehrzellen und Flüssigkeiten – Bodyguards und Feuerwehr

Das menschliche Immunsystem setzt sich aus einem zellulären und einem humoralen (im weitesten Sinn «flüssigen») Anteil zusammen.

Zum zellulären Kontingent gehören Abwehrzellen, die vor Ort für Ordnung sorgen, und solche, die bei Gefahr herbeieilen. Die humorale Formation besteht aus löslichen Substanzen wie beispielsweise Antikörpern und Eiweissstoffen.

Zelluläre Immunabwehr – die Bodyguards

An einer Immunreaktion sind verschiedene weisse Blutkörperchen beteiligt. Im Gegensatz zu den roten Blutkörperchen (Erythrozyten), die den Sauerstoff zu den Geweben und Organen bringen, sind die weissen Blutkörperchen, die **Leukozyten,** damit beschäftigt, gegen eine Infektion oder Krankheit vorzugehen. Als aufmerksame Wachposten schlagen sie Alarm und wehren Eindringlinge ab.

Tagtäglich werden über 100 Milliarden Leukozyten und bis zu 200 Milliarden Erythrozyten produziert (siehe Tabelle).

CRAZY FACT

Alle zellulären Bestandteile des Blutes stammen von pluripotenten, hämatopoetischen Stammzellen im Knochenmark. Hämatopoetisch bedeutet, dass aus den Stammzellen Blutzellen entstehen; pluripotent heisst, dass sie die Fähigkeit haben, sich zu fast allen möglichen Zelltypen zu entwickeln. Faszinierend, dass aus diesen Blutvorläuferzellen also ebenso gut Leber- oder Herzmuskelzellen, Nerven- oder Gefässzellen heranreifen können!

DIE ZELLEN DES BLUTES

		Normwerte im Blut (Erwachsener) pro millionstel Liter	Täglich gebildete Anzahl Zellen	Lebensdauer
	Erythrozyten (rote Blutkörperchen)	4 bis 5,5 Millionen	200 Milliarden	Bis 120 Tage
	Thrombozyten (Blutplättchen)	150 000 bis 400 000	220 Milliarden	5 bis 10 Tage
Zellen der Immunabwehr	**Leukozyten** (weisse Blutkörperchen)	4500 bis 8000		
	■ Granulozyten	3200 bis 6700	100 bis 200 Milliarden	
	– neutrophile – eosinophile – basophile	2200 bis 6500 50 bis 360 0 bis 70		2 bis 4 Tage 2 bis 10 Tage unbekannt
	■ Monozyten	40 bis 630	15 Milliarden	1 bis 2 Tage im Blut, dann Wanderung ins Gewebe, dort Monate
	■ Lymphozyten	1500 bis 3000	1 Milliarde	3 Tage bis mehrere Jahre (Gedächtniszellen)
	■ Mastzellen	Vorwiegend im Bindegewebe	unbekannt	Wochen bis Monate

Quelle: Rink L. et al., Immunologie für Einsteiger. Springer Spektrum, Berlin 2015

Eine detaillierte tabellarische Übersicht über die Zellen im Dienste der Immunabwehr finden Sie auf Seite 32.

Von Fress- und Killerzellen und anderen Blutkörperchen

Gewisse weisse Blutkörperchen wie die Monozyten und die neutrophilen Granulozyten (siehe nebenan) gehören zu den professionellen Fresszellen, den sogenannten Makrophagen. Sie umschliessen abgestorbene Körperzellen oder Infektionserreger, töten diese ab, verdauen sie und verarbeiten sie zu wiederverwertbaren Bausteinen.

> **INFO** *Die Phagozytose, das Auffressen von Partikeln und Mikroorganismen, ist eine der ältesten und wichtigsten Reaktionen des angeborenen Immunsystems.*

PHAGOZYTOSE

Kontakt → Aufnahme → Abtötung

- Rezeptor
- Bakterium
- Zellkern der Fresszelle
- Antikörper bindet Antigen
- Abgekapseltes Bakterium wird aufgelöst

Anhand der Anzahl und Verteilung der einzelnen Leukozyten im Blutbild kann die Ärztin eine Diagnose stellen (bakteriell, viral, allergisch etc.) und den Krankheitsverlauf verfolgen. Die Laborantin spricht von einem Differentialblutbild.

In einem gesunden Differenzialblutbild sind die Leukozyten folgendermassen gewichtet:
- Neutrophile Granulozyten: 30 bis 70 Prozent
- Eosinophile Granulozyten: 1 bis 7 Prozent
- Basophile Granulozyten: 0 bis 2 Prozent
- Monozyten: 5 bis 12 Prozent
- Lymphozyten: 19 bis 53 Prozent

Granulozyten – die Giftspritzen
Die **neutrophilen Granulozyten** stellen das grösste Kontingent der weissen Blutkörperchen dar. Sie wachen entweder vor Ort oder eilen bei drohender Gefahr herbei und greifen zur Erstabwehr an. Zu Beginn einer Infektion vermehren sich demzufolge die neutrophilen Granulozyten besonders rasch.

> **INFO** *Die Granulozyten heissen so, weil in den Zellen kleine Körnchen, sogenannte Granula, schwimmen. Diese sind gefüllt mit giftigen Substanzen, die auf die Erreger ausgeschüttet werden. Granulozyten leben nur wenige Tage, dann sterben sie ab und werden ihrerseits entsorgt.*

Die **eosinophilen Granulozyten** werden durch Botenstoffe zu einem Infektionsherd gelockt und fressen (phagozytieren, siehe Abbildung nebenan) andere Zellen oder sondern zellschädigende Substanzen ab. Die eosinophilen Granulozyten sind vor allem an der Dämpfung allergischer Reaktionen und beim Einmarsch von Parasiten und Viren beteiligt. Stress vermindert ihre Anzahl.

Die **basophilen Granulozyten** interagieren im Rahmen von Überempfindlichkeitsreaktionen mit anderen Leukozyten. Sie sind an allergischen Reaktionen beteiligt, zum Beispiel an einer allergischen Sofortreaktion beim Heuschnupfen (siehe die Abbildung auf Seiten 80/81). Basophile Granulozyten sind ferner in der Auseinandersetzung mit Parasiten involviert.

Lymphozyten, der Stosstrupp
Die Lymphozyten sind eine spezialisierte Verteidigungstruppe, die eigentlichen Abwehrzellen. Ihre Aktivität richtet sich gezielt gegen Fremdstoffe, insbesondere gegen Auslöser von Infektionen. Je nach Aufgabe und Herkunft der Lymphozyten unterscheidet man zwei Typen, die B- und die T-Lymphozyten.

- Aus Blutstammzellen im Knochenmark reifen B-Lymphozyten (B = *bone marrow*, englisch für Knochenmark) heran, die sich vor Ort vermehren. Sobald sie funktionstüchtig sind, verlassen sie das Knochenmark und schwärmen ins Blut aus. Ausgereifte, nicht mehr teilungsfähige B-Lymphozyten – sie heissen auch Plasmazellen – produzieren spezifische Antikörper gegen fremde Antigene.
- T-Lymphozyten reifen im Thymus heran (daher das T) und greifen direkt fremde Zellen an. Der Thymus gehört zu den lymphatischen Organen (siehe Seite 42). Er bringt diverse Arten von T-Lymphozyten hervor: Da sind einerseits die T-Helferzellen, die dank ihrer Rezeptoren spezifische Antigene ermitteln und den Fresszellen beim Verdauen von Antigen-Antikörper-Komplexen helfen. Daneben gibt es die T-Killerzellen, die virusinfizierte Körperzellen oder Tumorzellen zerstören, indem sie sie zielstrebig anpeilen, abtöten oder in den Zelltod treiben (Apoptose, siehe Seite 37). Eine weitere Untergruppe sind die regulatorischen T-Zellen (auch T-Suppressorzellen genannt), die in bestimmten Situationen eine Überaktivierung des Abwehrsystems unterdrücken. Sie erspähen hauptsächlich körpereigene Antigene (Autoantigene) und dämpfen das Risiko für die Entstehung einer Autoimmunerkrankung (siehe Seite 84) und einer möglichen Allergie.

Sowohl Plasmazellen als auch T-Lymphozyten agieren darüber hinaus als Gedächtniszellen. Sie erinnern sich an durchgemachte Krankheiten bzw. erkennen einen Erreger sofort wieder und behalten lebenslang die Fähigkeit, spezifische Antikörper zu fabrizieren. Das erlaubt ihnen, bei einer erneuten Begegnung viel effizienter intervenieren zu können.

Bei einem zweiten Kontakt mit einem fremden Element – man spricht von Sekundärantwort – vermehren sich die Gedächtniszellen und bilden Klone, die wiederum selbst die passenden Antikörper produzieren. Die Keime können sich so gar nicht erst ausbreiten und Symptome verursachen, ein Krankheitsausbruch bleibt aus. Kommt der Körper zum ersten

Mal mit einem Fremdstoff in Berührung, dauert es länger, bis er gezielt Antikörper produziert (Primärantwort).

 INFO *Mögliche Ursachen für eine Erhöhung der Lymphozytenzahl (= Lymphozytose) sind Virusinfektionen, Leukämien und Autoimmunerkrankungen.*

Monozyten, die Fressgierigen

Monozyten verlassen den Blutkreislauf nach spätestens 72 Stunden und wandern ins Gewebe ein. Sie sind darauf spezialisiert, krank machende Eindringlinge, abgestorbene und virusbefallene Körperzellen oder Gewebetrümmer zu fressen. Sie fungieren demnach als Makrophagen (Fresszellen). Bei bakteriellen Infekten, ferner beim Absterben von Zellen, zum Beispiel bei einem Herzinfarkt, eilen Makrophagen und neutrophile Granulozyten herbei und zerstören die Infektionserreger oder beschädigte Zellen (siehe Illustration Seite 28, Phagozytose). Eine Erhöhung der Monozytenzahl kann unter anderem durch Infektionen, Autoimmunerkrankungen (siehe Seite 84), bösartige Tumoren und Allergien verursacht sein.

Aus den Monozyten entwickeln sich auch die dendritischen Zellen. Die grossen Zellen haben lange Ausläufer (dendritisch = verzweigt, sehen aus wie Seesterne!) und sind sehr mobil. Sie gehören zu den wichtigsten Wächterzellen, weil sie sich, mit Antigenen beladen, den T-Zellen präsentieren, worauf diese aktiv einschreiten.

Mastzellen, die Entzündungsanstifter

Mastzellen entstehen im Knochenmark aus undifferenzierten Stammzellen und verbreiten sich im ganzen Körper. Sie sind vorwiegend in der Haut und in den Schleimhäuten anzutreffen und spielen eine wichtige Rolle im Rahmen der unspezifischen Immunabwehr und bei Allergien. Im Innern der Mastzellen finden sich auffällig viele Bläschen (Granula), die mit Histamin gefüllt sind. Entleeren sich die Granula, agiert das Histamin als Entzündungsanstifter und/oder löst eine allergische Reaktion aus. Die Gefässe erweitern sich und die Durchblutung nimmt lokal zu, als Folge schwillt das Gewebe an, rötet sich und juckt.

31

DIE ABWEHRZELLEN DES IMMUNSYSTEMS: ÜBERSICHT

Zelltyp	Immunfunktion	Reifung	Anteil	Besonderes
Neutrophile Granulozyten	Erstabwehr	Knochenmark	30 bis 70 Prozent	Erkennen als Erste die Eindringlinge, phagozytieren und vernichten sie
Eosinophile Granulozyten	Schädigen eindringende Zellen und fressen (phagozytieren) sie	Knochenmark	1 bis 7 Prozent	Treten vorwiegend bei Allergien, Parasiten- und Virenbefall auf
Basophile Granulozyten	Allergische Sofortreaktion, Abwehr von Parasiten	Knochenmark	0 bis 2 Prozent	
Monozyten		Knochenmark	5 bis 12 Prozent	
■ Fresszellen (Makrophagen)	Identifizieren den Eindringling (Fremdstoff, Zelle), nehmen ihn auf und verdauen respektive töten ihn ab (Phagozytose). Präsentieren sich mit Antigenen beladen den T-Lymphozyten			Sowohl Granulozyten wie Monozyten besitzen die Fähigkeit zur Phagozytose.
■ Dendritische Zellen	Umherwandernde Zellen, die Antigene binden und sich antigenbeladen anderen Immunzellen präsentieren			Aktivieren die T-Lymphozyten und haben phagozytotische Eigenschaften

Zelltyp	Immun-funktion	Reifung	Anteil	Besonderes
Lymphozyten			19 bis 53 Prozent	
B-Lymphozyten		Knochenmark		Bleiben eher an Ort, zirkulieren nicht
■ Plasmazellen	Bilden Antikörper und Gedächtniszellen			Gedächtniszellen können Jahrzehnte überleben
T-Lymphozyten		Thymus		Zirkulieren andauernd zwischen den sekundären lymphatischen Organen hin und her
■ T-Helferzellen	Erfassen Antigene, stimulieren die B-Lymphozyten und unterstützen die Makrophagen			Ihre Anzahl erlaubt Rückschlüsse zum Zustand des Immunsystems. So ist z. B. bei einer HIV-Infektion die Zahl der CD4-Helferzellen erniedrigt
■ T-Killerzellen (zytotoxische Zellen)	Zerstören mit ihren giftbeladenen Granula körpereigene Zellen, die virus- oder tumorbefallen sind			Greifen nach Aktivierung präzise die Zielzellen an

Zelltyp	Immun-funktion	Reifung	Anteil	Besonderes
■ T-Suppressor-zellen (regulatorische T-Zellen)	Erkennen körpereigene Antigene und dämpfen das Risiko für Überreaktionen des Immunsystems (Allergien, Autoimmunerkrankungen)			Agieren neben der Steuerung der Immunabwehr auch als Gedächtniszellen
■ Gedächtnis-zellen	Identifizieren ein früher aufgespürtes Antigen. Gewähren langfristigen, bisweilen lebenslangen Schutz			Unterstützen die ebenfalls als Gedächtniszellen tätigen B-Lymphozyten
■ Natürliche Killerzellen	Registrieren und kontrollieren körpereigene Zellen, töten infizierte Zellen ab	Knochenmark		Ergänzen die T-Killerzellen bei der Suche nach krankhaften Zellen
Mastzellen	Durch Ausschüttung von Histamin werden die Gefässe durchlässiger, und Flüssigkeit dringt in die umgebenden Gewebe. Entzündungsfördernd. Aktivieren die Fresszellen	Knochenmark		Gehören zur angeborenen Immunabwehr. Halten sich im Gewebe auf und wehren besonders grosse Keime ab. Bei einer allergischen Reaktion wird das Histamin der Mastzellen entleert

Humorale Immunabwehr: die Feuerwehr

Das humoral aufgebaute Immunsystem basiert nicht auf Zellen, sondern auf Flüssigkeiten, die im ganzen Körper herumschwimmen. Dazu gehören Proteine, Botenstoffe und Enzyme. Ihre Aufgabe besteht darin, fremde Zellen zu markieren und sie anzugreifen. Gleichzeitig wird die zelluläre Immunabwehr angestachelt.

Die wichtigsten humoralen Feuerlöscher:
- Antikörper, auch Immunglobuline (Ig) genannt, werden je nach ihrem chemischen Aufbau in mehrere Gruppen unterteilt (siehe Seite 38). Sie werden von B-Lymphozyten produziert und richten sich gezielt gegen ein Antigen (siehe Seite 22).
- Komplementfaktoren sind wie die Antikörper Eiweisse, die zur Eliminierung von Antigenen bzw. von dessen Trägern beitragen. Sie setzen eine Kaskade von Immunreaktionen in Gang, markieren fremde Zellen zur Phagozytose, durchlöchern die Zellwand der Angreifer und assistieren den Abwehrzellen bei ihrer Arbeit.
- Interleukine sind Botenstoffe, die von den weissen Blutkörperchen abgesondert werden und verschiedene Verteidigungsaktionen unterstützen.
- Enzyme zirkulieren in Körperflüssigkeiten (Tränen, Speichel, Magensäure etc.), sie bekämpfen Bakterien direkt und vernichten sie.
- Akute-Phase-Proteine binden sich an die Oberfläche von Erregern und lassen diese verklumpen. Ein bekanntes und häufig in der Diagnostik benutztes Akute-Phase-Protein ist das C-reaktive Protein (CRP), ein Entzündungsparameter. Das CRP eignet sich zuverlässig für eine Verlaufskontrolle von Entzündungsprozessen im Körper, weil es schnell und sensitiv reagiert.
- Interferone sind Signalstoffe, die bei einer Virusansteckung oder bei Tumorerkrankungen gebildet werden. Sie veranlassen die Produktion von antiviralen Substanzen und unterstützen Immunzellen. Eine virusbefallene Zelle setzt das antivirale Interferon frei und informiert so die Nachbarzellen. Interferon wird auch als Medikament bei viralen Erkrankungen (Hepatitis) eingesetzt.

«Das Beste, was dir passieren kann: Du wachst auf und bist gesund!»
(Unbekannt)

Angeborene und erworbene Abwehrkräfte

Wie bereits erwähnt und in der Grafik auf Seite 22 dargestellt, lassen sich Immunreaktionen unterteilen in unspezifische, die Babys ab Geburt schützen, und spezifische, die sich im Laufe des Lebens im Kontakt mit fremden Stoffen entwickeln.

Die unspezifische Immunreaktion (angeborene Immunreaktion)

Bei der Geburt eines Menschen ist das angeborene Immunsystem bereits voll funktionstüchtig. Seine Reaktionen zielen auf alles, was körperfremd ist. Die unspezifische Abwehr ist also nicht gegen einen bestimmten Keim gerichtet, sondern umzingelt jeden Eindringling sofort oder innerhalb weniger Stunden, bringt ihn mittels verschiedener Prozesse unter Kontrolle und schaltet ihn schliesslich aus.

Zur angeborenen Immunreaktion gehören die Zytokine (Überbegriff für immunologische Botenstoffe), lokal vorhandene und im Blut zirkulierende Abwehrstoffe, die Endringlinge hemmen oder nötigenfalls abtöten; ferner Abwehrzellen, insbesondere die Mastzellen und Makrophagen (Fresszellen, siehe Seite 31). Eine unspezifische Antwort typisiert den einzelnen Angreifer nicht; sie kann sich bei einer zweiten Begegnung nicht an ihn erinnern.

CRAZY FACT

Von vielen Erregern, die in den Körper eingedrungen sind, spüren wir nichts. Das angeborene Immunsystem arbeitet still und heimlich, beseitigt die Keime erfolgreich, und wir erkranken nicht.

Der Prototyp einer angeborenen Immunreaktion ist die akute Entzündung. Eine Entzündung beginnt nicht erst, wenn eine Wunde mit Bakterien infiziert ist, sondern sobald der Körper in Form einer neutralen, unspezifischen Gegenwehr versucht, einen schädlichen Reiz, eine Verletzung, eingedrungene Mikroorganismen oder abgestorbenes Gewebe (Herzinfarkt, Hirnschlag) zu bekämpfen (siehe Seite 52). Diese Reaktion läuft

APOPTOSE: EINE ZELLE ZERSTÖRT SICH SELBST
Die Apoptose, der kontrollierte Zelltod, ist ein alltäglicher Vorgang, der fremde und körpereigene krankhaft veränderte Zellen vernichtet. Die Zelle wird durch äussere oder innere Signale in ein unaufhaltsames Selbstzerstörungsprogramm getrieben. Der Prozess dient der fortlaufenden Erneuerung und Beseitigung von veralteten oder entarteten Zellen. ∎

immer in gleicher Weise ab und ist demzufolge nicht effektiver als beim Erstkontakt; dies im Gegensatz zu spezifischem Verhalten, wenn Gedächtniszellen die Situation gezielt angehen.

 INFO *Spezifische und unspezifische Bodyguards arbeiten Hand in Hand. Wird das angeborene Immunsystem mit einem Krankheitserreger nicht fertig, wird das spezifische Immunsystem herbeigerufen. Mithilfe verschiedener, zum Teil noch unbekannter Signale kommunizieren die Zellen des Immunsystems untereinander und steuern die Abwehrreaktionen.*

Die spezifische Immunreaktion (adaptive, erworbene Immunreaktion)

Das adaptive Immunsystem, die entwicklungsgeschichtlich jüngere Verteidigungstruppe, ist charakterisiert durch zwei Eigenschaften: eine hohe Spezifität und das immunologische Gedächtnis. Antigene werden aufgrund eines früheren Kontaktes als andersartig erkannt und unschädlich gemacht. Die spezifische Abwehr nennt den Unruhestifter sozusagen beim Namen.

Alle Lymphozyten zusammen können mehr als 100 Millionen Antigene voneinander unterscheiden. Jeder einzelne Lymphozyt reagiert hochspezifisch nur auf ein ganz bestimmtes Antigen und gibt diese Eigenschaft an seine Tochterzellen weiter. Weil ein erwachsener Mensch mehr als tausend Milliarden (= eine Billion) Lymphozyten besitzt (mehr als 10^{12}), reicht diese Zahl allemal aus, um die 100 Millionen Antigene zu identifizieren. Trifft ein Lymphozyt auf «sein» Antigen, vermehrt er sich schlagartig, und seine zahlreichen Klone starten einen effizienten Gegenangriff.

Es werden verschiedene Antikörper- respektive Immunglobulinklassen unterschieden, die vier wichtigsten sind:

IgA: Immunglobulin (Antikörper) A: als Schutz vor Mikroorganismen vorwiegend auf Schleimhäuten anzutreffen
IgE: Immunglobulin (Antikörper) E: bei allergischen Reaktionen und zur Abwehr von Parasiten eingesetzt
IgG: Immunglobulin (Antikörper) G: häufigstes Immunglobulin; kann die Barriere der Plazenta, des Mutterkuchens, überwinden und schützt bereits das Neugeborene
IgM: Immunglobulin (Antikörper) M: vor allem zu Beginn einer akuten Infektion erhöht, weil es bei einer Immunantwort immer als erstes Immunglobulin gebildet wird

Ist eine körpereigene Zelle von einem Virus oder Tumor befallen, verändert sich ihre Oberflächenstruktur. Bestimmte Moleküle (MHC-Moleküle, *major histocompatibility complex*) signalisieren dem Immunsystem den krankhaften Prozess, sodass die betroffene Zelle unschädlich gemacht wird.

CRAZY FACT

Das adaptive Immunsystem verfügt über eine Billion Lymphozyten und zehn Trillionen (10^{19}) Antikörper. Es wiegt nahezu 2 Kilogramm und regeneriert sich permanent.

Immunität und Resistenz – wo liegt der Unterschied?

Ob immun oder resistent, der Effekt ist derselbe: Der Organismus ist gegenüber einem bestimmten Stoff oder Eindringling unverwundbar. Die dahinterliegenden Mechanismen sind jedoch unterschiedlich.

Immunität
Die Immunität ist eine Folge der spezifischen Immunreaktionen; sie wurde im Laufe des Lebens beim Kontakt mit einem Eindringling oder Stoff erworben. Eine Immunität kann entweder passiv weitergegeben werden

(passive Immunisierung, indem man dem Empfänger bereits einsatzbereite Antikörper verabreicht) oder aktiv aufgebaut sein (durchgemachte Infektion oder aktive Impfung). Sowohl eine passiv weitergegebene als auch eine aktiv erworbene Immunität löst beim erneuten Kontakt spezifische Abwehrreaktionen aus.

Ist ein Organismus immun, so ist er gegen äussere Angriffe der betreffenden Krankheitserreger oder Giftstoffe ausreichend geschützt. Eine angeborene Immunität ist entweder genetisch bedingt oder entsteht, indem das Kind die Antikörper passiv von der Mutter bekommt (über die Nabelschnur und beim Stillen).

Der Schutz kann nach einem ersten Kontakt lebenslang anhalten, was etwa bei Masern, Mumps, Röteln und Windpocken der Fall ist. Oder aber er kann unvollständig sein; dann sind mehrere Erkrankungen möglich bzw. nötig, bis eine komplette Immunität besteht.

Resistenz

Eine primäre Resistenz wird auch als eine angeborene Immunität bezeichnet, die auf einer Vielzahl von unspezifischen Abwehrmechanismen beruht. In seltenen Fällen wird eine Resistenz passiv von einem Individuum auf das andere weitergegeben und in diesem Sinne erworben; sie kann beispielsweise erblich bedingt sein (primär), durch Mutation entstehen, oder aber es kann sich um eine durch passive Übertragung (sekundär) entstandene Widerstandsfähigkeit gegenüber Krankheiten bzw. deren Erregern handeln.

CRAZY FACT

Die vererbbare Sichelzellanämie ist eine Erkrankung der Erythrozyten (rote Blutkörperchen), bei der sich diese in Form und Funktion verändern. Die an und für sich nachteilige Mutation führt wegen der leicht verletzbaren Erythrozyten zu Blutarmut, stellt sich jedoch mindestens teilweise als Segen heraus, denn Träger des mutierten Gens sind resistent gegen Malaria. Die Malariaparasiten können sich in den missgebildeten Blutkörperchen nicht vermehren und sterben ab. Damit bringt diese Veränderung in Malariagebieten, wo sie auch vorwiegend auftritt, einen Selektionsvorteil mit sich.

Die Waffen der Bakterien gegen Antibiotika

Ein weiteres, auch hierzulande aktuelles Beispiel für den Sachverhalt der Resistenz liefern Bakterien. Sie sind enorm wendig, wenn es darum geht, sich gegen Antibiotika zu schützen. Manchmal weisen sie eine natürliche, primäre Resistenz auf, wenn ein Antibiotikum eine Wirkungslücke gegen diesen bestimmten Stamm hat. Sekundäre Resistenzen entwickeln sich, wenn Antibiotika verabreicht werden und die Bakterien sich mit verschiedenen Mechanismen dagegen wehren. Dies geschieht durch Mutationen oder indem das Antibiotikum inaktiviert wird – zum Beispiel durch Abschottung mit einem Biofilm, sodass das Antibiotikum gar nicht zur Zelle vordringen kann, durch Veränderungen der Zellwand, sodass ein Antibiotikum nur schwerlich eindringen kann, durch eine spezielle Pumpentechnik, die das Antibiotikum wieder aus der Zelle herausbefördert, oder durch einen neuen, alternativen Stoffwechselweg, der medikamentös nicht mehr blockiert ist.

CRAZY FACT

Manche Bakterien können ihre Population innert 20 Minuten verdoppeln. Mutationen, die hilfreich sind, können demzufolge schnell an die nächste Generation übermittelt werden. Noch erstaunlicher ist, dass genetische Informationen (DNA) auch über Zellbrücken von einem Bakterium zum anderen transportiert werden können.

Das lymphatische System

Das lymphatische System ist ein ausgeklügeltes Netzwerk aus spezifischen Organen und Geweben, die über den ganzen Körper verteilt und durch eine Gefässstruktur miteinander verbunden sind. Es transportiert Nähr- und Abfallstoffe und spielt eine wichtige Rolle bei der Abwehr, indem es eine schnelle Kommunikation sicherstellt und so in einer Gefahrensituation für rasches Eingreifen sorgt.

In den lymphatischen Organen sind vorwiegend Lymphozyten zu finden, und in den Lymphgefässen, den Verbindungen innerhalb des Lymphsystems, fliesst die Lymphe, eine wässrige, hellgelbe Flüssigkeit, die aus den Zellzwischenräumen gesammelt und in den Blutkreislauf abtransportiert wird. Die Kapillaren, die feinsten Verzweigungen der Lymphgefässe, filtern täglich bis zu vier Liter Flüssigkeiten und Stoffwechselprodukte aus den Geweben. Im Bereich des Brustkorbs mündet das Netz der Lymphgefässe in das Herz-Kreislauf-System (siehe Grafik Seiten 44/45).

Produktionsstätten der Immunzellen: primäre Lymphorgane

Zu den primären Lymph- bzw. Immunorganen zählen das Knochenmark und die Thymusdrüse. Hier entstehen, wachsen und reifen die Immunzellen heran.

CRAZY FACT

Haifische haben fünf Thymusdrüsen, Säugetiere nur eine.

Knochenmark
Das Knochenmark ist eine schwammige Substanz, die die Hohlräume der Knochen ausfüllt. Überwiegend im Mark der langen Röhrenknochen, im

Brustbein und in den Rückenwirbeln bilden sich aus pluripotenten Stammzellen (pluripotent = Fähigkeit, sich in verschiedene Zelltypen zu entwickeln) sowohl rote wie auch weisse Blutkörperchen und die Blutplättchen für die Blutgerinnung. Die ausgereiften, differenzierten Zellen zirkulieren darauf im Blut. Ihre Lebensdauer reicht je nach Typ von einigen Tagen bis zu mehreren Jahren (siehe Tabelle Seite 27).

Weil das Knochenmark für die Bildung von neuen, frischen Abwehrzellen sorgt, wird bei bestimmten Immunschwächekrankheiten und Bluterkrankungen (z. B. Leukämie) eine Knochenmarktransplantation in Erwägung gezogen.

Die in den primären lymphatischen Organen gebildeten Immunzellen schwärmen nach der Ausreifung umgehend aus und besiedeln die lymphatischen Gewebe und die sekundären Lymphorgane in der Peripherie.

CRAZY FACT

Nur diejenigen T-Lymphozyten, die einen Antigenrezeptor gebildet haben, der gegen körperfremde Antigene gerichtet ist, werden zur Suche nach Antigenen in die Peripherie entlassen (man nennt sie «naive T-Lymphozyten»). Die übrigen, untauglichen oder autoreaktiven (den eigenen Körper anpeilenden) T-Lymphozyten werden aussortiert und in den programmierten Zelltod getrieben. Bei dieser strengen Selektion gehen über **90 Prozent** der vom Knochenmark eingewanderten Lymphozyten zugrunde.

Thymus (Thymusdrüse, Bries)

Der Thymus, zu Deutsch Bries oder Milke, sitzt hinter dem Brustbein direkt vor dem Herzen. Den Namen hat er von seiner Form, die einem Thymianblatt ähnelt. Als lymphatisches Organ dient der Thymus der Ausreifung, Selektion und Differenzierung von T-Lymphozyten (T = Thymus) aus Vorläuferzellen. Und das funktioniert so: Angelockt von chemischen Stoffen wandern Lymphozyten vom Knochenmark ein, reifen unter dem Einfluss verschiedener Sekrete zu T-Lymphozyten heran und treten nunmehr immunologisch kompetent in die Dienste der Abwehr. Sie sind jetzt in der Lage, Antigene zu erkennen und zu bekämpfen.

IMMUN-KICK

Um die Thymus-Rückentwicklung nicht zusätzlich zu beschleunigen, vermeiden Sie eine Mangelernährung, insbesondere einen Proteinmangel. Es wird zudem vermutet, dass eine kalorienreduzierte Diät und körperliche Aktivität den Thymus länger fit halten können.

Die Thymusdrüse ist in der frühen Jugend, mit etwa zehn Jahren, am grössten und verliert bereits in der Pubertät und im jungen Erwachsenenalter wieder an Masse. Das Organ verfettet regelrecht (siehe Illustration unten). Im verkümmerten, entkräfteten Thymus versiegen langsam, aber stetig die Vermehrung und die Differenzierung von Abwehrzellen, und das Reservoir an T-Lymphozyten erschöpft sich allmählich.

DAS GEWICHT DER THYMUSDRÜSE IM LAUFE DES LEBENS

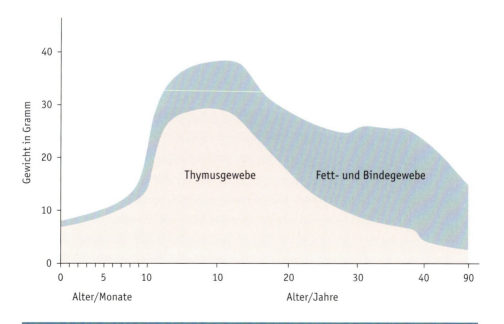

DAS LYMPHATISCHE SYSTEM

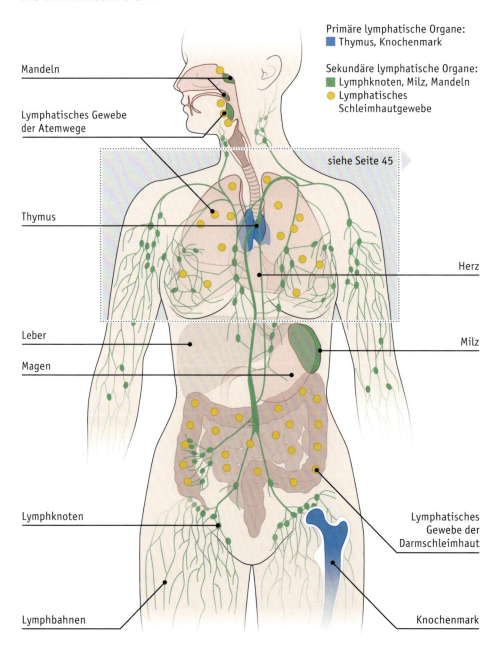

EINMÜNDUNGSBEREICH

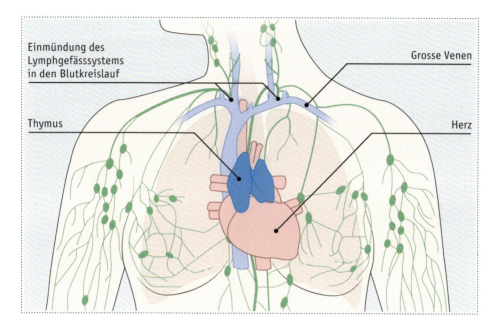

Lymphatische Gewebe

Zu den lymphatischen Geweben zählen die Schleimhäute, die mit Ansammlungen von Abwehrzellen – sogenannten Lymphfollikeln – durchsetzt sind. Diese finden sich vermehrt an Orten, wo sie vielen Antigenen begegnen: in den Mandeln, in den Schleimhäuten des Darms und der Atemwege sowie in den Lymphknoten und in der Haut.

Die Mandeln

Die mit Schleimhaut überzogenen Tonsillen (so heissen die Mandeln medizinisch) bilden zusammen mit benachbarten lymphatischen Geweben einen Abwehrring am Übergang vom Mund in den Rachen.

Eine Entzündung der Gaumenmandeln wird von Ärzten als Tonsillitis bezeichnet. Früher wurden die Mandeln vorschnell entfernt; heute geschieht dies nur noch bei immer wiederkehrender Tonsillitis (sieben Episoden pro Jahr und mehr) oder begleitenden Komplikationen (Atemnot, Blutvergiftung), weil man erkannt hat, dass sie eine wichtige Rolle im

Immunsystem spielen. Sie sollten deshalb, wenn überhaupt, nicht vor dem sechsten Lebensjahr herausoperiert werden.

Das gigantische Verteidigungssystem im Darm
Der Magen-Darm-Trakt ist eine grosse Herausforderung für das Immunsystem, weil er eine riesige Kontaktfläche zur Aussenwelt darstellt. Sie ist nach neuesten Berechnungen mit der Fläche einer 1,5-Zimmer-Wohnung vergleichbar.

Die Darmschleimhaut besteht aus einer einzigen Zellschicht, dahinter kommen schon das Blut und die Lymphe. Dieser Zellbelag muss einerseits als Barriere gegen unerwünschte Besucher fungieren, gleichzeitig aber für willkommene Nährstoffe durchlässig sein. Damit pathogene Keime nicht eindringen können, sind in der Schleimhaut des Dünndarms und des Blinddarms massenhaft Ansammlungen von Lymphozyten zu finden, die sich zu Lymphfollikeln zusammenballen. Auf allen Schleimhäuten schwimmen zum Empfang der streitsüchtigen Eindringlinge lösliche Abwehrstoffe, wie sie auch im Speichel und in der Tränenflüssigkeit zu finden sind.

> **INFO** *Die einzelnen Zellen der Darmschleimhaut sind mit speziellen Kontaktzonen, den sogenannten tight junctions (dichte Verbindungen), untereinander verbunden. Diese dichten die Zwischenräume ab und bilden eine wichtige Schranke, die das Eindringen von unerwünschten Stoffen und Mikroorganismen ins Blut und das Austreten von Körperflüssigkeiten aus dem Gewebe in den Darm verhindern. Trotz dieser Sperre ist ein kontrollierter Stoffaustausch möglich, der den Transport von erwünschten Nahrungsmolekülen erlaubt und von unerwünschten Substanzen verhindert.*
>
> *Ist die Dichtung der Kontaktzonen beeinträchtigt, spricht man von einem Leaky Gut, einem durchlässigen Darm. Die Folge: Giftstoffe und Mikroorganismen können in den Blutkreislauf gelangen. Auslöser für die Beschädigung der Kontaktzonen können unter anderem Nahrungsmittelunverträglichkeiten, Stress, Medikamente, eine gestörte Darmflora, Lebensmittelzusätze (Farbstoffe und Konservierungsmittel) und chronisch-entzündliche Darmerkrankungen sein. Das Immunsystem antwortet seinerseits mit entzündlichen und allergischen Reaktionen. Präbiotika (siehe Seite 149) und die Beseitigung der Ursache helfen, die löchrige Darmwand wieder abzudichten.*

CRAZY FACT

80 Prozent aller Immunzellen leben in der Schleimhaut des Magen-Darm-Traktes.

Die kompakte Ansammlung von Lymphfollikeln in der Schleimhaut des Dünndarms und des Blinddarms nennt sich Peyer'sche Plaque. Sie liegt direkt unter der Darmschleimhaut und ragt Wachtürmen gleich in den Hohlraum des Darms hinein. In der Jugend grosszügig angelegt, verkümmern die Lymphfollikel mit zunehmendem Alter.

Damit die Darmschleimhaut den Abwehrjob nicht allein übernehmen muss, wird sie von Mikroorganismen im Darm unterstützt, einem riesigen Ökosystem im Verborgenen. Ein Erwachsener hat bis zu 100 Billionen Darmbakterien. Welche wichtigen Aufgaben diese sogenannte Mikrobiota erfüllt, lesen Sie auf Seite 148.

Die Schleimhaut der Atemwege

Mit jedem Atemzug gelangen Staubpartikel, Bakterien, Viren und Blütenpollen in die Lungen: Die Zellen der Lungenschleimhaut kommen pausenlos mit Abertausenden von ihnen in Kontakt; die meisten davon sind harmlos, andere potenziell bedrohlich. Auf der Schleimhaut der Luftröhre und in den Bronchien sitzen Flimmerhärchen wie ein Teppich. Sie befördern einen Grossteil der Fremdkörper mit wellenförmigen Bewegungen wieder nach draussen, bevor sie in die Lunge gelangen können. Dabei

SCHLEIMHÄUTE – GROSSFLÄCHIG UND WICHTIG

Schleimhäute sind dünne, durchlässige Barrieren, die Körperhöhlen auskleiden. Sie sind sehr empfindlich auf Verletzungen – man denke nur an die Mundschleimhaut. Tatsächlich gelangt die überwiegende Mehrzahl der Krankheitserreger über die Schleimhäute in den menschlichen Organismus. Während ein erwachsener Mensch eine Hautoberfläche von rund zwei Quadratmetern hat, was etwa der Fläche eines Esstisches entspricht, sind die Schleimhäute des Darms und der Lungen um ein Vielfaches grösser. Nicht allein in den Schleimhäuten des Magen-Darm-Traktes, sondern auch in denjenigen des Bronchialsystems finden sich deshalb besonders viele Lymphfollikel.

werden die Partikel durch Räuspern, Husten oder Niesen rein mechanisch wieder aus den Atemwegen entfernt. Rauchen legt die Flimmerhärchen übrigens für Stunden lahm und behindert so den Abtransport von lungenbelastenden Mikroben und Verschmutzungen.

> **INFO** *Niesen wird durch einen Reiz der Nasenschleimhaut ausgelöst. Dabei wird die Luft mit den inhalierten Partikeln explosionsartig mit Geschwindigkeiten bis zu 160 km/h ausgestossen. Früher wurde das Niesen als Beginn einer Krankheit angesehen, weshalb sich das Wünschen von Gesundheit eingebürgert hat. In Österreich gibt es unter guten Freunden folgenden Ausspruch: «Zerreissen soll es dich – und deine Brieftasche soll mich treffen!»*

Filtern nonstop: sekundäre Lymphorgane

Zu den sekundären Lymphorganen gehören die Lymphknoten, die Milz sowie im weiteren Sinn auch die Mandeln.

Lymphknoten

Lymphknoten sind kirschkern- bis bohnengross. Sie finden sich über den ganzen Körper verteilt, von Kopf bis Fuss, neben den Lymphgefässen. Alle rund 600 bis 700 Lymphknoten eines gesunden, erwachsenen Menschen wiegen zusammen etwa ein Kilogramm.

Lymphknoten sind keine Produktionsstätten von Abwehrzellen, sondern immunologische Filter entlang der Lymphbahnen. Wächterzellen in den Lymphknoten «überprüfen» die in den Lymphgefässen zirkulierende Flüssigkeit auf dem Weg ins Blut und fahnden nach Antigenen, Mikroorganismen, entarteten Zellen und Fremdpartikeln. Diese werden dann auch gleich herausgefiltert. Die allermeisten spezifischen Immunreaktionen geschehen in den Lymphknoten.

Regionale Lymphknoten respektive ganze Lymphknotengruppen kontrollieren ihr zugehöriges Einzugsgebiet: die Lymphknoten in der Achselhöhle den Lymphabfluss der Arme und der Brüste, diejenigen in der Leiste den Abfluss der Beine etc.

Kommt es im Umkreis eines Lymphknotens zu einer Infektion, schwillt dieser als Zeichen eines aktivierten Immunsystems an und kann, falls er oberflächlich gelegen ist, einfach mit den Fingern ertastet werden, beispielsweise am Hals, in der Leiste und in der Achselhöhle.

Aber nicht nur bakterielle und Virusinfektionen verursachen geschwollene Lymphknoten. Krebszellen, die auf Wanderschaft gehen und versuchen, im Körper Ableger zu bilden, bleiben vorerst in den regionalen Lymphknoten hängen. Sie gründen hier als erste Aussenstation des Primärtumors Tochtergeschwülste (Metastasen).

Milz

Die im linken Oberbauch hinter dem Magen beheimatete, faustgrosse Milz ist das grösste lymphatische Organ. Mikroben, Antigen-Antikörper-Komplexe und überalterte oder demolierte Blutzellen werden hier, ähnlich wie in den Lymphknoten, aussortiert und eliminiert. In der Milz vermehren sich Lymphozyten, und die humorale Abwehr wird mit der Produktion von flüssigen Immunstoffen (Antikörpern) unterstützt. Als Filterorgan überwacht sie das Blut, ähnlich wie die Lymphknoten das Gewebe kontrollieren.

Lymphgefässe: die Abwasserkanalisation des Körpers

Ein Netz von feinen Lymphgefässen durchzieht den gesamten Leib. Es bildet im Gegensatz zu den Blutgefässen keinen Kreislauf, sondern mündet am Ende in die grossen Venen im Bereich des Brustkastens ein.

Das Lymphgefässsystem ist eine Drainageeinrichtung mit dazwischengeschalteten Filterstationen, den Lymphknoten. Die Lymphgefässe transportieren die Lymphe, die sich aus überflüssigem, liegen gebliebenem Gewebewasser und aus Eiweissen zusammensetzt. Sie entsorgen im Körper als eine Art «Müllabfuhr» Flüssigkeiten und Abfallerzeugnisse. Im Bereich des Darms nehmen die Lymphgefässe kleine Fetttröpfchen auf und helfen, diese für die weitere Verarbeitung zur Leber zu transportieren.

Genau gleich wie in den Venen verhindern Klappen, dass die Lymphe rückwärts fliesst. Sie kann in den Lymphgefässen nur in einer Richtung, nämlich Richtung Herz strömen.

Ist der Abtransport des Gewebewassers nicht mehr ausreichend gewährleistet oder der Abfluss behindert, sammelt sich die eiweisshaltige Flüssigkeit im betroffenen Körperteil und schwillt an. Es entsteht ein Lymphödem. Die Behandlung besteht aus einer speziellen Massagetechnik (Lymphdrainage) und Kompressionsverbänden. Bei der Lymphdrainage wird mit geübten Handgriffen versucht, die stockende Lymphflüssigkeit wieder in Gang zu bringen.

Wie das Immunsystem arbeitet und sich verändert

Unser Immunsystem bedeutet für die meisten Keime ein unbezwingbares Bollwerk. Dringen Unruhestifter ein, werden sie wie in einem Krimi vom Bodyguard aufgespürt und mit cleveren Strategien unschädlich gemacht.

Krankheitserreger suchen alle erdenklichen Wege, um in ihr Paradies, den menschlichen Organismus, einzudringen. Bei direkter Ansteckung kommen wir in unmittelbaren Kontakt mit den Mikroben selbst; bei einer indirekten Infektion werden die krank machenden Keime durch ein kontaminiertes Trägermedium (Lebensmittel, Wasser, Insekten) weitergegeben. Am häufigsten sind aerogene und Schmierinfektionen. Aerogen bedeutet, dass die Erreger mittels in der Luft schwebender Tröpfchen übertragen werden. Das Einatmen der infektiösen Tröpfchen ist typisch für grippale Infekte, Masern und Windpocken. Bei Schmierinfektionen kommt eine Person direkt mit (kleinsten) Resten von ansteckendem Stuhl oder infizierten Körpersäften in Berührung (Durchfallerreger, Geschlechtskrankheiten).

Einige Infektionskrankheiten werden auch durch Blut weitergegeben, zum Beispiel das HI- und das Hepatitis-Virus nach einer Nadelstichverletzung, oder aber durch Bisse und Insektenstiche (Tollwut, Borreliose, Malaria etc.).

Für gewöhnlich stellt die intakte Haut eine zuverlässige Schutzschicht vor Eindringlingen dar. Aber schon kleinste Verletzungen präsentieren den

Bakterien weit offen stehende Eingangspforten, ganz zu schweigen von grossflächigen, tiefen Wunden. Skurril, aber nicht weniger abschreckend mutet das Vorgehen mancher Würmer und Parasiten an: Sie bohren sich durch die gesunde Haut und verschaffen sich auf diese Weise Zugang zu einem Wirt.

> **TIPP** *Behandeln Sie Insektenstiche richtig: Wenn möglich den Stachel vorsichtig entfernen, die Stichstelle desinfizieren und bei Bedarf kühlen. Möglichst nicht kratzen, damit keine Entzündung entsteht. Gefährlich sind Stiche am Auge oder im Mund. Bei allergischen Reaktionen sollten Sie keine Zeit verlieren und sofort einen Arzt aufsuchen oder die 144 anrufen!*

Hat ein pathogener Erreger die erste Hürde überwunden, steht als nächstes Ziel die rasche Vermehrung auf dem Programm. Gewisse Bakterienstämme verdoppeln sich rasant, und schon nach wenigen Stunden ist das Immunsystem mit Milliarden von Bakterien konfrontiert. Ein unglaublicher Wettlauf mit der Zeit beginnt. Sobald die Fremdlinge von Zellen der Abwehr aufgespürt worden sind, läuft ein komplexer Prozess ab. Das angeborene Immunsystem nimmt unverzüglich den Kampf auf und ruft, falls notwendig, als Verstärkung die spezifische Immunabwehr herbei.

> **INFO** *Warum bleiben bei einer Grippewelle immer ein paar Menschen verschont? Die Antwort könnte darin liegen, dass jeder Lymphozyt an seiner Oberfläche Tausende von Rezeptoren gegen ein spezifisches Antigen besitzt. Die Millionen von Antigenen erfordern ihrerseits Millionen von differierenden Rezeptoren, weshalb die Oberflächen der einzelnen Lymphozyten variieren. Diese abweichenden Merkmale machen die Zellen unterschiedlich anfällig für Pathogene. Das könnte mit ein Grund sein, dass immer ein paar Individuen auch die schlimmsten Epidemien überleben.*
>
> *Weitere Umstände, die über eine Infizierung entscheiden, sind die Anzahl Keime, die Immunkapazität des Individuums und der Eintrittsort des Erregers. So ist beispielsweise die Ansteckungsgefahr mit dem HI-Virus bei Analverkehr um ein Vielfaches höher als beim Vaginalverkehr.*

Fieber und Entzündung: Die Abwehr schaltet einen Gang höher

Steigt das Thermometer über 38 Grad Celsius, spricht man von **Fieber.** Die erhöhte Körpertemperatur ist ein Zeichen für die Aktivierung des Stoffwechsels, meist infolge einer Infektion, eines Tumors oder einer Autoimmunerkrankung (siehe Seite 84). Der Organismus wird wie ein Ofen aufgeheizt, was die Abwehr ankurbelt.

Fieber ist keine eigenständige Krankheit, sondern ein Allgemeinsymptom. Kalte Wadenwickel (kein Eiswasser!) helfen oft genauso gut wie fiebersenkende Mittel (z. B. Paracetamol) und sind meist ausreichend wirkungsvoll. Dauert das Fieber mehrere Tage oder steigt es über 40 Grad, muss die Ärztin gerufen werden.

Eine **Entzündung** ist die unspezifische Reaktion des Körpers auf einen schädlichen Reiz und hat zum Ziel, diesen unverzüglich wieder zu beseitigen. Dieser Vorgang ist eine erste wichtige Verteidigungsmassnahme, die eine Ansammlung von löslichen und zellulären Abwehrhilfen am Ort des Geschehens zur Folge hat. Mit dem sofortigen lokalen Gegenangriff soll ein Fremdkörper entfernt oder zumindest neutralisiert werden. Auf alle Fälle muss vermieden werden, dass sich ein pathogener Erreger aus-

EITER

Eitrige Infektionen werden in der Regel von Bakterien verursacht. Der Eiter ist das Produkt aus der Einschmelzung von lokalem Gewebe und des zellulären Zerfalls. Weisse Blutkörperchen, die Leukozyten, die Mikroorganismen gefressen und abgetötet haben, sterben vor Ort selbst ab und werden, falls dies an der Oberfläche geschieht, zusammen mit dem Gewebeabfall als Eiter nach aussen transportiert. Sucht sich ein Eiterherd in der Tiefe einen Weg nach draussen, entsteht eine Fistel.

Je nach Art und Lage des Eiters spricht der Mediziner von Abszess (Eiter in einer durch Gewebeeinschmelzung entstandenen Höhle), Furunkel (eitrige Entzündung eines Haarfollikels), Empyem (Eiter in einer vorbestehenden Körperhöhle, z. B. im Bauchraum) oder von einer Phlegmone (Eiter mit diffuser Ausbreitung im Gewebe).

Ein uralter Chirurgenspruch besagt: «Ubi pus, ibi evacua» – zu Deutsch: «Wo Eiter ist, dort entleere ihn.» Ein Eiterherd in der Tiefe soll grundsätzlich eröffnet und gesäubert werden, sonst droht der Einbruch und die Ausdehnung ins Körperinnere.

> **BLUTVERGIFTUNG (SEPSIS)**
> Wenn Keime einer ursprünglich lokalen Infektion in die Blutbahn eindringen, vermehren sie sich rasch. Die Entzündung greift auf den gesamten Körper über und kann zu einem Organversagen führen oder in einem septischen Schock (Kreislaufzusammenbruch) enden.
> In den letzten 20 Jahren haben sich die Sepsisfälle beinahe verdoppelt. Besonders betroffen sind Neugeborene, Kinder und ältere Patienten (Antibiotikaresistenz!). ■

breitet. Gerät eine Infektion ausser Kontrolle, können lebensgefährliche Situationen auftreten (Blutvergiftung, siehe Kasten).

Die fünf klassischen Zeichen der Entzündung sind:
- Rötung
- Schwellung
- Schmerz
- Überwärmung
- eingeschränkte Funktion

Die Schmerzintensität hängt ab von:
- dem Ausmass der lokalen Gewebeschädigung
- der Menge an entzündungsfördernden oder entzündungshemmenden Substanzen vor Ort
- der Freisetzung von schmerzlindernden Stoffen im Gehirn (Endorphine)
- der unmittelbaren Nachbarschaft zu Schmerzrezeptoren
- dem individuellen Schmerzempfinden

Erstinfektion oder alter Bekannter?

Begegnet der menschliche Organismus einem Erreger oder einem Fremdstoff zum allerersten Mal, so reagiert das Immunsystem mit einer unspezifischen Verhaltensweise (Primärantwort). Nachdem Wächterzellen den Eindringling entdeckt haben, leiten sie die entsprechenden Abwehrmassnahmen ein, meist in Form einer akuten Entzündung. Die Durchblutung steigt lokal an, und ein Heer von Immunzellen eilt herbei. Dieses kämpft mit den seit Geburt zur Verfügung stehenden Waffen und bildet gleichzeitig Antikörper, die den Ruhestörer bei einer späteren Begegnung sofort wiedererkennen und ihm dann beschleunigt den Garaus machen (Sekundärantwort, siehe Seite 30).

> **INFO** *Je häufiger der Kontakt zu einem Antigen, desto stärker fällt die Immunreaktion aus. Es kommt zu einer Vermehrung der Gedächtniszellen und der Antikörper produzierenden Lymphozyten. Auf diesem Effekt, dem sogenannten Booster-Effekt, beruhen Mehrfachimpfungen für eine Langzeitimmunität.*

Wie sich unsere Abwehr im Lauf des Lebens entwickelt

Unsere Bodyguards sind ein Leben lang in Bewegung. Ihre Ausbildung beginnt in der Gebärmutter und setzt sich nach der Geburt fort bis in die Kindheit und Pubertät. Im Alter verlieren sie allmählich an Schlagkraft.

Wieso wird ein Embryo nicht als Fremdkörper abgestossen?

Wieso reagiert das mütterliche Immunsystem nicht auf die fremden, väterlichen Antigene des heranwachsenden Kindes? Man würde doch erwarten, dass die mütterliche Defensive die unbekannten Gene respektive die vom Vater stammenden Gewebeantigene als Fremdkörper erkennen und den Embryo abstossen würde, doch das ist nicht der Fall.

Verantwortlich dafür, dass eine Abwehrantwort ausbleibt, sind verschiedene Mechanismen. So hat nicht jede Immunzelle Zutritt zur Gebärmutter, und eine besondere Gruppe von kindlichen Zellen baut eigens eine immunologische Barriere zum mütterlichen Blutkreislauf auf. Damit bleiben die fremden Antigene für die Abwehrzellen der Mutter unsichtbar. Hingegen bleibt diese Barriere für die Antikörper, die die Mutter dem Kind als passive Abschirmung (Nestschutz, Leihimmunität) für die ersten Lebensmonate schenkt, passierbar.

Zusätzlich besänftigen spezielle immunsuppressive (die Immunantwort unterdrückende) Botenstoffe, die vom Kind wie auch von der Mutter ausgeschüttet werden, lokal anwesende Abwehrzellen, sodass der Embryo bzw. der Fötus (ab der 9. Schwangerschaftswoche spricht man von einem Fötus) toleriert wird und eine Kaskade von Immunreaktionen ausbleibt.

Schwangerschaft, Geburt und Stillzeit

Die Weichen für ein gesundes kindliches Verteidigungssystem werden schon im Mutterleib und nachfolgend in der Stillzeit gestellt. Schwangere beeinflussen mit dem, was sie vor und nach der Geburt essen, das Abwehrsystem ihres Kindes. Eine abwechslungsreiche, vorwiegend pflanzliche Kost regt die Reifung des Immunsystems an. Forscher berichten von speziellen Molekülen im Broccoli und Rosenkohl, die seine Entwicklung vorantreiben.

Grundausstattung mit nützlichen Mikroorganismen bei der Geburt

Gelangt ein Fötus aus der praktisch sterilen Fruchtblase in den Geburtskanal, ist er erstmals von allen Seiten mit einer Armada von Mikroorganismen konfrontiert, die zur natürlichen vaginalen Flora, zum Scheidenmilieu, gehören und bei einer gesunden Frau nicht pathogen sind. Die bakterielle Besiedelung des bis anhin sterilen Babys geschieht also in der Vagina. Dieses *vaginal seeding* versäumen Kinder, die per Kaiserschnitt zur Welt kommen. Als Folge davon ist die Artenvielfalt ihrer Darmflora in den ersten Lebensjahren geringer.

Der Aufbau einer vielfältigen, diversen Mikrobiota (früher Darmflora, siehe Seite 148) geschieht primär in den ersten Wochen nach der Geburt und spielt eine entscheidende Rolle für das zukünftige Leben. Eine monotone, abnormal gestaltete Besiedelung des Darms kann ein geschwächtes Immunsystem nach sich ziehen. Dies hat später unter Umständen nicht nur ungenügende Impfreaktionen zur Folge, sondern bedeutet ein erhöhtes Risiko für Asthma und Allergien, für Verdauungsprobleme sowie für psychische und neurologische Krankheiten, weil viele nützliche Bakterien fehlen, die unsere Gesundheit aktiv unterstützen.

Muttermilch, ein kräftiger Kick für die Immunabwehr

Das Kinderhilfswerk Unicef der Vereinten Nationen und die WHO (Weltgesundheitsorganisation) empfehlen, zwei Jahre lang zu stillen, mindestens jedoch über zwölf Monate. Ab diesem Alter ist das Immunsystem so weit ausgereift, dass es dem Säugling einen Schutz vor vielen problematischen Infektionen bieten kann. Die Mutter profitiert durch das längere Stillen ebenfalls: Mit jedem zusätzlichen Monat sinkt das Brustkrebsrisiko.

Die Muttermilch versorgt den Säugling nicht nur mit Nährstoffen, sondern auch mit den wichtigen Immunglobulinen (Antikörpern), die vor Durchfall und Lungenentzündungen schützen, ferner mit Interferonen, die Viren ausser Gefecht setzen, und mit Abwehrzellen (Fresszellen, Lymphozyten). Davon profitieren gestillte Kinder, während es bei ungestillten Säuglingen oft Monate dauert, bis die ersten spezifischen Antikörper gebildet werden. Zudem enthält Muttermilch verschiedene Wachstumsfaktoren, die das Immunsystem und den Verdauungstrakt schneller gedeihen lassen. Auch erkranken gestillte Kinder seltener an Neurodermitis und Asthma bronchiale.

TIPP *Stillen Sie Ihren Säugling während sechs Monaten ausschliesslich. Verzichten Sie während dieser Zeit aufs Rauchen und auf Alkohol, denn die schädlichen Inhaltsstoffe gehen über die Milch auf das Kind über. Eine spezielle Diät ist nicht erforderlich, einzig ausgewogen und nährstoffreich soll die Ernährung sein.*

TOXOPLASMOSE – DIE BEDROHUNG IM MUTTERLEIB

Toxoplasmose ist eine vor allem in der Schwangerschaft gefürchtete, durch mikroskopisch kleine Parasiten hervorgerufene Infektionskrankheit. Bei gesunden Erwachsenen und Kindern mit intaktem Immunsystem verläuft die Toxoplasmose meist unbemerkt. Sie hinterlässt im Normalfall eine lebenslange Immunität. Bei immungeschwächten Patienten kann eine vorhandene Immunität jedoch verloren gehen, und sie erkranken erneut. Infektionsquellen sind rohes Fleisch und der Kot infizierter Katzen.

Kommt es während der Schwangerschaft zu einer Erstinfektion, kann dies verheerende Auswirkungen für den Embryo bzw. den Fötus haben, die von schweren Missbildungen bis zu einer Fehlgeburt reichen. Deshalb werden Frauen bei der ersten Schwangerschaftskontrolle routinemässig auf Toxoplasmose-Antikörper untersucht. Viele Schwangere weisen solche Antikörper auf, hatten demzufolge schon Kontakt mit dem Parasiten, und ihre Nachkommen sind ungefährdet.

Eine Impfung existiert nicht. Medikamente haben eine gewisse Wirksamkeit, können indessen die intrauterine (in der Gebärmutter) Übertragung auf das ungeborene Kind nicht immer verhindern. Einfache Vorsichtsmassnahmen während der Schwangerschaft helfen, eine Ansteckung zu vermeiden (auf rohes Fleisch verzichten, das Katzenklo nur mit Gummihandschuhen reinigen und auf eine gute Händehygiene achten). ∎

INFO *Mütter in Entwicklungsländern träufeln ihren Kindern Muttermilch in entzündete Augen. Die in der Milch enthaltenen Immunstoffe sollen gegen die Infektion helfen und die Heilung begünstigen.*

Vom Greenhorn zum Profi

Kommt ein Baby auf die Welt, ist es also den Gefahren von aussen nicht hilflos ausgesetzt. Es hat eine elementare Grundausrüstung für den Kontakt mit Mikroorganismen und schädlichen Umwelteinwirkungen: das angeborene, unspezifische Immunsystem. Dieses erfüllt bereits unglaublich viele Voraussetzungen für eine raffinierte Defensive.

Doch die Bodyguards müssen ab Tag 1 ins Training, damit die spezifische Immunabwehr die angeborene immer tatkräftiger unterstützen kann. Jeder neue Erreger wird sorgfältig wahrgenommen und demaskiert; seine Wesensmerkmale werden im immunologischen Gedächtnis abgespeichert, damit bei einem zukünftigen Kontakt unverzüglich und schlagkräftig reagiert werden kann.

Der ständige Kontakt mit allen erdenklichen Mikroorganismen und Fremdstoffen fördert den Aufbau des erworbenen Immunsystems (siehe Seite 21). In den ersten Lebensjahren erkranken Kleinkinder häufiger, weil das noch unreife Abwehrsystem fleissig Erfahrungen sammelt – die Bodyguards durchlaufen einen Lernprozess. Ein Säugling profitiert, wenn er möglichst viele Bekanntschaften mit neuen Keimen macht, am Boden rumkrabbelt, alles in den Mund nimmt und mit anderen Kindern herumtollt. Auch der Kontakt mit potenziell krank machenden Kleinstlebewesen ist zentral, um das Immunsystem zu trainieren. Spätestens im Kindergarten oder frühen Primarschulalter ist die Abwehr ausreichend gut herangereift.

IMMUN-KICK

Sobald ein Kleinkind normal zu essen beginnt, gewöhnlich nicht vor dem ersten Geburtstag, können probiotische Nahrungsmittel (Joghurt, Lassi, Kefir, fermentierte Gemüse) helfen, im Darm eine Diversität zu etablieren und die Mikrobiota harmonisch auszugleichen. Aber bitte alles mit Mass! Kinder, die zu viel Milchprodukte aufnehmen, sind später häufiger übergewichtig.

MANN ODER FRAU? ES GIBT UNTERSCHIEDE, AUCH IM KAMPF GEGEN KRANKHEITEN

Frauen haben eine grössere Immunkapazität als Männer. Das hat zur Folge, dass Frauen eine Spur weniger anfällig für Infekte sind, andererseits im Vergleich zu ihren männlichen Zeitgenossen mit einer doppelt so hohen Wahrscheinlichkeit für Autoimmunerkrankungen rechnen müssen.

ÖSTROGEN CONTRA TESTOSTERON

Sexualhormone besitzen einen direkten Einfluss auf die Immunreaktion. Überspitzt gesagt führen weibliche Hormone zu einer Vermehrung von spezifischen Immunzellen, männliche Hormone hingegen hemmen diese. Männer sollen empfindlicher auf Infektionen sein und schlechter auf Impfungen reagieren, besagt eine amerikanische Studie der Stanford Universität. Die männliche Abwehr sei schwächer. Dem Testosteron wird eine immunsuppressive Wirkung zugeschrieben: Je höher der Testosteronspiegel, desto weniger Antikörper.

Nach einer Grippeimpfung zirkulieren im weiblichen Blut vergleichsweise mehr Antikörper. Östrogene fördern die Ausreifung von T-Lymphozyten, insbesondere der Helferzellen, und intensivieren die Immunglobulin-Produktion. Auf der anderen Seite können weibliche Hormone die Neigung zu einer Allergie verstärken.

Brüske Veränderungen der Sexualhormone während der Schwangerschaft, im Klimakterium oder im Laufe der Pubertät können ebenfalls Auswirkungen auf das Immunsystem haben. Ein eindrückliches Beispiel ist die Häufigkeit von fatal verlaufenden Grippeerkrankungen während bestimmter Lebensphasen der Frau (siehe Grafik nebenan).

Liegt hier die Erklärung dafür, dass Männer generell krankheitsanfälliger sind als Frauen? Die Antwort ist vermutlich nicht so simpel, der Sachverhalt hat viele Gründe. Männer leben oft gestresster und verpflegen sich für gewöhnlich ungesünder als Frauen, um nur zwei davon zu nennen.

DIE ANZAHL TÖDLICH VERLAUFENDER GRIPPEERKRANKUNGEN BEI FRAUEN IN ABHÄNGIGKEIT VOM ALTER

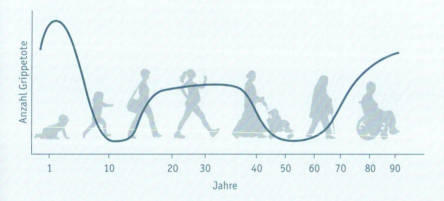

Die Grafik veranschaulicht, wie häufig weibliche Personen im Laufe des Lebens einer Grippe erliegen. Nach einer ersten Spitze im Säuglings- und Kleinkindesalter flacht die Kurve ab, bevor die Gefahr bei Jugendlichen und Schwangeren wieder ansteigt. Nach einer erneuten Abnahme der Todesfälle steigt die Mortalität bei älteren Frauen wieder an.

Die Altersschwäche des Immunsystems

BUCHTIPP
Robert G. Koch: **Mein Anti-Aging-Coach.** Die besten Tipps – von westlicher und östlicher Medizin inspiriert.
Beobachter-Edition, Zürich 2014
www.beobachter.ch/buchshop

Aus Sicht der Evolution erreicht der Mensch erst seit kurzer Zeit ein hohes Alter. Es ist gar nicht so lange her – gerade einmal 200 Jahre –, da lag die durchschnittliche Lebenserwartung hierzulande noch bei etwa 36 Jahren. In den westlichen Industrienationen beträgt sie heute mehr als das Doppelte. Gesündere Ernährung, Hygienemassnahmen, medizinische Fortschritte und Impfungen konnten die Kindersterblichkeit drastisch senken, beispielsweise in Grossbritannien von 140 pro Tausend (im Jahr 1900) auf 7 pro Tausend (2000). Typische Alterskrankheiten wie Demenz, Parkinson, Diabetes, Arthrosen, Herzinfarkte oder Osteoporose (Knochenschwund) traten selten in Erscheinung, weil die Menschen früh verstarben.

Das Älterwerden lässt sich nicht aufhalten, allerdings kann man über gewisse Einflussgrössen versuchen, das biologische Altern zu verlangsamen, zum Beispiel mit einer gesunden Ernährung, sozialen Faktoren und Bewegung (siehe Seite 95).

 INFO *Hatten Frauen früher eine geringere Lebenserwartung als Männer, vorwiegend bedingt durch den Tod im Wochenbett, ist es heute umgekehrt, was sich immunologisch begründen lässt: Frauen haben insgesamt eine etwas höhere Immunkapazität als Männer. Mehr Infos zum Geschlechterunterschied finden Sie auf Seite 58.*

Und wie haben unsere Bodyguards im Prozess der steigenden Lebenserwartung mitgehalten? Die Leistungsfähigkeit des angeborenen und des adaptiven Immunsystems lässt mit der Zeit nach, was auch laborchemisch nachweisbar ist. Das Entzündungsaltern («Inflammaging», siehe Seite 161) und eine erhöhte Krankheitsanfälligkeit sind die direkten Folgen der altersbedingten Immundefizite. Die Abwehr altert an allen Ecken und Enden:
- Die Funktion von Haut und Schleimhäuten als Barriere wird zusehends gestört. Die Haut wird dünner und trockener, Schleimhäute verlieren an Feuchtigkeit, und die im Schleim enthaltenen flüssigen Abwehrstoffe nehmen ab.

- Der Thymus, ein wichtiges Organ des lymphatischen Systems (siehe Seite 42), lässt in jungen Jahren potente Immunzellen (T-Lymphozyten) heranreifen. Aber bereits während der Pubertät beginnt das Organ wieder zu schrumpfen, und mit ihm versiegt auch die Produktion der Abwehrzellen. Das Reservoir an T-Lymphozyten erschöpft sich allmählich, weil im verkümmerten Thymus keine Ausreifung mehr stattfindet.
- Die im Knochenmark gebildeten B-Lymphozyten verringern sich ebenfalls, desgleichen die Anzahl der Gedächtniszellen.
- Das gesamte Repertoire an Abwehrzellen, die auf Antigene ansprechen, nimmt kontinuierlich ab. Die schwindenden Zellpopulationen produzieren immer weniger Antikörper und schütten nur noch geringfügig immunologisch wirksame Substanzen aus.

Das Immunsystem wird mit zunehmendem Alter also immer weniger funktionstüchtig. Man bezeichnet diesen Vorgang medizinisch als Immunoseneszenz. Sie ist einer der Gründe, weshalb ältere Menschen anfälliger gegenüber Krankheiten sind. Geschwülste und Infektionskrankheiten, im Speziellen Lungenentzündungen und die echte Grippe, häufen sich.

Die genauen Ursachen der Immunoseneszenz sind unklar. Wie bei allen alternden Zellen nimmt die Teilungsfähigkeit ab, und immer grössere Mengen von entzündungsfördernden Substanzen belasten den Organismus (siehe Seite 161). Doch ist die Immunoseneszenz nun die Ursache oder die Folge des allgemeinen Alterungsprozesses? Experten vermuten, dass die jahrzehntelange Konfrontation der Bodyguards mit der riesigen Menge an Antigenen, der Antigenlast, schliesslich zu einer Erschöpfung führt. Auch eine Unterversorgung mit Proteinen soll beim Fortschreiten der Immunoseneszenz eine wesentliche Rolle spielen.

> **INFO** *Erwiesenermassen treibt eine Ansteckung mit dem Zytomegalie-Virus die Alterung des Immunsystems voran – in Europa sind 50 bis 80 Prozent der Menschen infiziert, in Entwicklungsländern über 90 Prozent. Das zur Familie der Herpes-Viren gehörende Zytomegalie-Virus führt zu einer meist unbemerkt ablaufenden Infektion (Zytomegalie). Das Virus nistet sich fürs ganze Leben ein und führt zu einer Dauerstimulation des Immunsystems. Die mit dem Alter ohnehin geringeren T-Lymphozyten-Vorräte sind überfordert und antworten nur noch eingeschränkt auf neue Erreger.*

Den Alterungsprozess des Immunsystems entschleunigen
Ältere Menschen mit einem gesunden Lebenswandel altern erwiesenermassen langsamer, was auch für die Immunoseneszenz gilt. Scheinbar beeinträchtigen alle Faktoren, die den Alterungsprozess beschleunigen, gleichzeitig auch die Abwehrkraft des Immunsystems: namentlich ungesunde, einseitige Kost mit unzureichend Nährstoffen, Rauchen, zu viel Alkohol, Schlaf- und Bewegungsmangel, chronische Entzündungen, Stress und massives Übergewicht (siehe Kapitel 3, Seite 151).

DAS IMMUNSYSTEM AUS SICHT DER TRADITIONELLEN CHINESISCHEN MEDIZIN (TCM)

Die Traditionelle Chinesische Medizin (TCM) ist das älteste überlieferte Medizinalsystem, basierend auf jahrtausendealten Erfahrungen. Der Leitgedanke besteht darin, den Menschen ganzheitlich zu betrachten; dazu dienen die Theorie von Yin und Yang und die Eigenschaften der fünf Elemente mit ihren dazugehörigen Organen und Funktionskreisen. Im Gegensatz zur westlichen Medizin wird ein Organ nicht isoliert betrachtet und behandelt, sondern im Zentrum steht vielmehr sein dazugehöriger Funktionskreis, ein komplexes Gebilde aus charakteristischen Eigenschaften, zugeordneten Aufgaben und den damit verbundenen Symptomen.

Die Ursache eines gestörten Funktionskreises wird ganzheitlich behoben, Energien werden ausgeglichen und Blockaden beseitigt. Die Behandlung zielt folglich nicht allein auf ein Organ ab, sondern will neben der Beseitigung der Ursache die Eliminierung von krank machenden Einflüssen erreichen, ferner einen Yin-Yang-Ausgleich, eine Stärkung der Abwehrkraft und wieder ungestört fliessende Energien.

DIE BALANCE ZWISCHEN YIN UND YANG

Yin (Inn gesprochen) und Yang (Jang gesprochen) repräsentieren die beiden sich ergänzenden Gegenpole im menschlichen Körper. Yin steht für das Weibliche, Passive, die Nacht, das Wasser und die Materie, die ruhende Kraft; Yang für das Männliche, Aktive, den Tag, das Feuer und die Energie, die Dynamik. Yin und Yang sind keine Kontrahenten, sondern bilden eine Einheit, sie ergänzen sich und gehen fliessend ineinander über. Solange Yin und Yang in einem dynamischen und harmonischen Gleichgewicht sind, resultiert Gesundheit. Ein Ungleichgewicht führt zu Krankheit.

DIE MONADE

Die Wechselbeziehungen zwischen Yin und Yang finden eine anschauliche Darstellung im Symbol der Monade (Monade = unteilbare Einheit).

Die Monade ist ein Sinnbild allen Lebens und allen Seins. Der Kreis, der für das Ganze steht, ist durch eine geschwungene Linie in zwei Hälften unterteilt. Die schwarze Hälfte repräsentiert das Yin, die weisse das Yang. Der kleine weisse Kreis im Yin und der kleine schwarze im Yang zeigen, dass innerhalb des Yin auch Yang bzw. innerhalb des Yang auch Yin enthalten ist. Im aktiven Teil ist immer ein Keim Passivität vorhanden, im passiven ein Hauch Aktivität. Dass die Trennungslinie zwischen Yin und Yang geschwungen und nicht einfach gerade ist, verdeutlicht das dynamische Zusammenspiel beider Pole.

Gemäss der chinesischen Naturphilosophie ist alles, was im Universum existiert, aus fünf Elementen aufgebaut: Holz, Feuer, Erde, Metall und Wasser. Jedem dieser Elemente werden bestimmte Organe, Eigenschaften und Entsprechungen zugeordnet. Beispielsweise gehört zum Feuer das Organ Herz, die Emotion Freude, der Geschmack bitter (verbrannt) und die Farbe Rot, zum Element Holz die Leber, die Wut («Es ist ihm etwas über die Leber gekrochen») und der saure Geschmack.

Ein immer wiederkehrender Zyklus von fünf Wandlungsphasen beschreibt die Verbundenheit der Elemente untereinander. Durch die Verbrennung von Holz wird Feuer erzeugt. Aus der Asche des Feuers und dem durch die Sonne bewirkten Zerfall entsteht Erde. Die zu Stein verdichtete und umgewandelte Erde (Erz) formt aus den darin enthaltenen Mineralien das Element Metall. Schliesslich entsteht aus den Mineralien der Metalle Wasser, das seinerseits das Holz spriessen lässt. In diesem ewigen Kreislauf wandeln und kontrollieren sich die Elemente gegenseitig, kein Element kann ohne das andere existieren. So fördert zum Beispiel Wasser das Holz und hemmt gleichzeitig das Feuer.

ENERGIEFORMEN

Die TCM unterscheidet viele verschiedene Energieformen, allen voran die Lebensenergie Qi (tschii gesprochen). Qi ist ein Sinnbild für alle Prägungen des Lebens. Qi bedeutet zugleich Energie (Dampf) wie auch Masse (Reis).

Als Universalenergie umfasst Qi neben der Erhaltung des Lebens auch Gebirge, Flüsse, Wälder, den Himmel und die Gestirne. Das Qi ernährt den Körper, es erzeugt und bewegt Flüssigkeiten und hat zugleich eine kontrollierende Funktion (Schwitzen, Wasserlassen, Stuhlgang).

Das chinesische Schriftzeichen für Qi symbolisiert einen mit Reis gefüllten, dampfenden Kochtopf.

DER CHINESISCHE BODYGUARD

Eine spezielle Form des Qi, das Abwehr-Qi, beschützt den Körper vor gesundheitsschädigenden Angriffen. Das Wei-Qi, wie es auch genannt wird, zirkuliert an der Oberfläche und wehrt die äusseren krank machenden Faktoren Wind, Kälte, Feuchtigkeit, Hitze und Trockenheit ab, damit sie nicht in den Körper eindringen. Geschieht dies trotzdem, müssen sie so schnell wie möglich wieder ausgeleitet werden, bevor sie tiefere Schichten erreichen und ernsthafte Probleme hervorrufen. Hat beispielsweise Kälte den Körper infiltriert, wird heisser Ingwertee empfohlen, damit sich die Poren öffnen und durch Schwitzen der krank machende Faktor, in diesem Fall die Kälte, wieder entweichen kann.

Der Prozess des Älterwerdens ist gemäss TCM gekennzeichnet durch die Abnahme aller Energien, insbesondere der grundlegenden, von den Eltern übernommenen Erbenergie (Yuan-Qi) und des Yin, der materiellen Substanz. Das allmählich entstehende Ungleichgewicht zwischen Yin und Yang wie auch das Versiegen der Energien gefährden die Abwehrkraft und die Gesundheit. Die Bewegungen werden langsamer, Krankheiten und Beschwerden häufen sich, die Haut wird faltig, die Fortpflanzungsfähigkeit nimmt ab und schliesslich fallen auch noch die Haare und die Zähne aus. Zur Erhaltung des Yin, der Materie, dienen in erster Linie ausreichend Schlaf, Bewegung, Atemübungen (Qigong, siehe Seite 144), emotionale Ausgeglichenheit und eine Ernährung mit Yin-stärkenden Nahrungsmitteln: Raps-, Soja-, Walnuss- und Hanföl, Portulak (ein Wildgemüse), Kresse, Yamswurzel, Blattgemüse, Leinsamen, Bocksdornfrüchte (Goji, siehe Seite 123) und Algen. Die Erbenergie – und mit ihr auch das Wei-Qi – wird unterstützt mit Ginseng, Walnüssen, Sesam (v. a. schwarzer Sesam), Zimt, Anis, Pinienkernen, Schwarzwurzel, Esskastanien, Fenchel, Weissdorn, Bocksdornfrüchten, Fisch, Ziegen- und Schaffleisch.

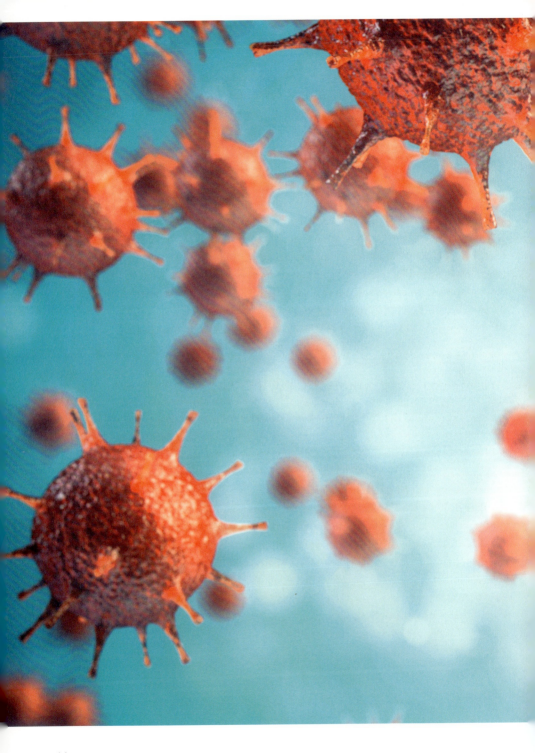

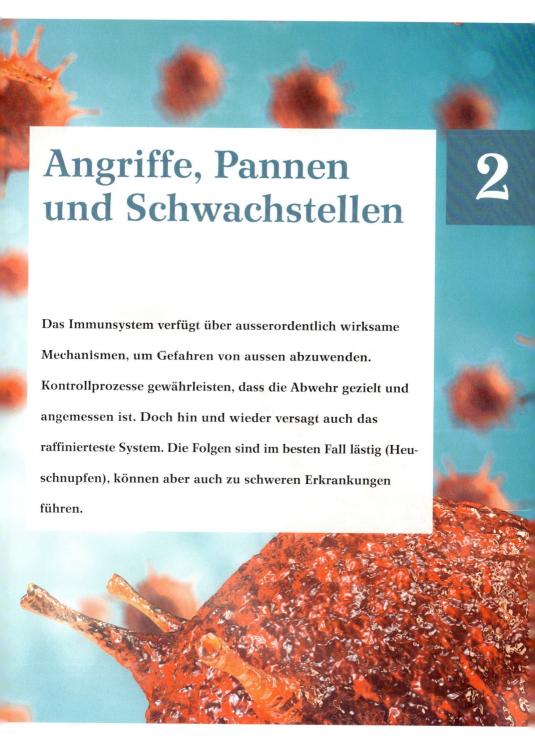

Angriffe, Pannen und Schwachstellen

2

Das Immunsystem verfügt über ausserordentlich wirksame Mechanismen, um Gefahren von aussen abzuwenden. Kontrollprozesse gewährleisten, dass die Abwehr gezielt und angemessen ist. Doch hin und wieder versagt auch das raffinierteste System. Die Folgen sind im besten Fall lästig (Heuschnupfen), können aber auch zu schweren Erkrankungen führen.

Intelligente Angreifer

Ihre Anpassungsfähigkeit hat dazu geführt, dass Bakterien die grösste Biomasse auf Erden repräsentieren. Erstaunlich, aber wahr: Alle diese Winzlinge zusammen haben mehr Masse und Gewicht als die gesamte Bevölkerung dieses Planeten.

Mikroorganismen finden sich praktisch überall. Sie überleben an den unwirtlichsten Orten, widersetzen sich enorm hohem Druck in den Tiefen der Meere oder tödlichen Konzentrationen an Umweltgiften. Sie leben im Inneren von Steinen, bewohnen die glühend heissen Schlote der Tiefsee, die lebensfeindliche Eiswüste der Arktis, brennende Vulkane – und nicht wenige Bakterienstämme trotzen auch der aggressiven Salzsäure in unserem Magen. Andere Einzeller fristen ihr Dasein kilometertief im Erdboden und beziehen ihre Energie von radioaktiven Strahlen. Tetanus-Bakterien (Starrkrampf) kann man stundenlang kochen – sie wachsen nach der Tortur munter weiter.

Aber nicht nur ihre Anzahl und ihre Anpassungsfähigkeit an widrige Umweltbedingungen sind beeindruckend, sondern noch viel mehr ihre geschickte und raffinierte Abwehr gegenüber Angreifern, zum Beispiel gegenüber unseren Bodyguards. Mit fintenreichen Tricks entgehen viele Mikroorganismen dem dichten Netz des Immunsystems.

Bakterien, Viren, Pilze und andere Schmarotzer

Es gibt drei Hauptgruppen von Mikroorganismen: Bakterien, Pilze und Viren. Sie sind überall. Wir essen sie, wir trinken sie, und mit jedem Atemzug gelangen sie tief in unsere Lunge. Die weitaus meisten schaden uns nicht oder sind sogar nützlich. Nur wenige Arten werden als pathogen eingestuft. Darunter befinden sich allerdings ein paar Bösewichte, die äusserst aggressiv oder gar lebensgefährlich für die Menschen sind, wie etwa das Ebola-Virus und multiresistente (gegen mehrere Antibiotika resistente) Bakterien.

> **CRAZY FACT**
>
> Bei Bohrungen in einer Höhle in New Mexico (USA) wurde in 600 Metern Tiefe, eingeschlossen in einem Salzkristall, ein lebendes Bakterium gefunden, das schätzungsweise 250 Millionen Jahre überlebt hat.

Bakterien

Bakterien sind eine eigene, einfache Lebensform; sie gehören weder zu den Pflanzen noch zu den Tieren. Sie bestehen aus einer einzigen Zelle und haben keinen Zellkern. Ihre Erbinformation schwimmt in der Zellflüssigkeit frei umher.

Bakterien zeigen sich in verschiedenen Erscheinungsformen: stäbchenförmig (als Bazillen), rundlich (als Kokken) oder gebogen und geschraubt (als Spirillen). Sie vermehren sich asexuell durch Zellteilung und können sich mithilfe von Geisseln fortbewegen.

Nicht alle Bakterien machen uns krank – im Gegenteil. 99,9999 Prozent von ihnen sind unbedenklich und hilfreich. Doch neben den Abermillionen, die alle möglichen Nischen unseres Körpers besiedeln, in Eintracht mit uns leben und für gewöhnlich in unserem Sinne für unsere Gesundheit tätig sind, existieren auch aggressive Stämme, die uns an den Kragen wollen. Diese Streithähne verursachen Infektionskrankheiten, die mit Antibiotika bisher effizient behandelt werden konnten. Über die Jahre hinweg haben die Bakterien jedoch zunehmend begonnen, sich gegen Antibiotika zu wehren und Resistenzen aufzubauen (siehe Seite 40).

Viren

Viren sind umhüllte, selten auch nackte infektiöse Partikel, die allein nicht lebensfähig sind, weil sie keinen eigenen Stoffwechsel haben und keine Energie erzeugen können. Ein Virus ist also auf einen Wirt, eine Wirtszelle angewiesen. Deshalb sind Viren genau genommen keine Lebewesen, obwohl sie sich fortpflanzen können, allerdings auch dies lediglich mit externer Hilfe. Sobald sich ein Virus an eine Wirtszelle geklammert hat, schleust es sein Erbmaterial in die eroberte Zelle und zwingt diese, in rasantem Tempo neue Viren zu produzieren – bis zu 100 000 pro Wirtszelle. Die frischen Viren schwärmen aus und befallen benachbarte Zellen.

Findet ein Virion – so wird ein Virus ausserhalb einer Zelle bezeichnet – keine geeignete Wirtszelle, stirbt es ab. Auch jede virusinfizierte Zelle ist dem Untergang geweiht. Entweder zersetzt das Virus die Zelle bei der Vermehrung oder aber das Immunsystem liquidiert die erkrankte Zelle.

INFO *Viren sind um einiges kleiner als Bakterien. Sie können neben den Menschen auch Tiere, Pflanzen, Pilze und sogar Bakterien befallen.*

GRÖSSE VON MIKROORGANISMEN IM VERGLEICH

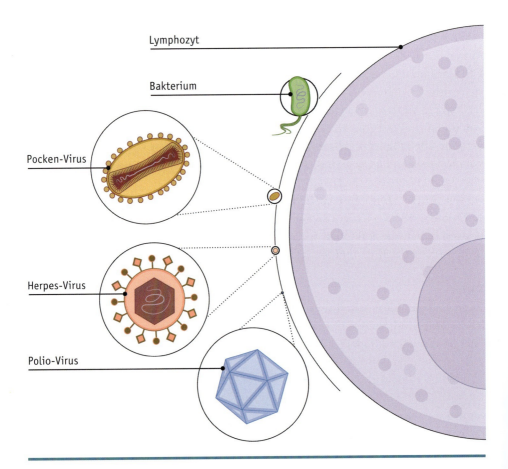

Sobald unsere Bodyguards ein Virus überwältigt haben, sind wir in der Regel geschützt dagegen und können uns kein zweites Mal mit dem gleichen Keim anstecken; es sei denn, ein Virus niste sich im Organismus ein, tarne sich und lasse die Krankheit bei passender Gelegenheit wieder ausbrechen (siehe Seite 75).

Viren entfesseln Hunderte von Krankheiten, von Warzen über Masern bis hin zu Aids und Krebs. Eine Therapie ist schwierig, weil antivirale Medikamente nur gegen ganz bestimmte Virustypen helfen und Viren schnell mit einer Resistenzentwicklung reagieren. Impfstoffe, die zur Bildung von Antikörpern anregen (aktive Immunisierung) oder bereits Immunglobuline enthalten (passive Immunisierung), bieten einen Schutz für die Dauer von Monaten (Grippe) bis zu mehreren Jahrzehnten (Hepatitis, Tetanus, Mumps usw.).

> **INFO** *Antibiotika sind bei einer Viruserkrankung völlig wirkungslos. Wenn Ihre Ärztin feststellt, dass Ihr Infekt viraler Natur ist, wird sie Ihnen also auch keine verschreiben.*

Pilze

Pilze bilden neben den Tieren und Pflanzen eine dritte Klasse von Lebewesen. Erstaunlicherweise sind sie näher mit den Tieren, zum Beispiel mit den Blattläusen, verwandt als mit den Pflanzen.

Pilze haben viele Gesichter, sowohl als Nützlinge wie auch als Schädlinge. Wir schätzen sie als Speise und zur Gärung von alkoholischen Getränken und Backwaren, andererseits verursachen sie äussere und innere Infektionskrankheiten (Mykosen). Ein und dieselbe Pilzgattung kann in

CRAZY FACT

Das grösste Lebewesen der Welt ist weder ein Blauwal noch ein Mammutbaum, und kaum ein Mensch bekommt es jemals zu Gesicht. In den Wäldern von Oregon (USA) wächst seit über 2400 Jahren ein holzbewohnender Pilz, ein Dunkler Hallimasch, dessen unterirdisches Fadengeflecht eine Ausdehnung von über 900 Hektaren (9 Quadratkilometer) hat. Sein Gewicht wird auf 600 Tonnen geschätzt; er ist damit viermal so schwer wie ein Blauwal.

Symbiose mit uns auf der Haut oder im Darm leben, aber in bestimmten Situationen (Stress, Immunschwäche, mangelnde Hygiene) auch Schaden anrichten. Ein typisches Beispiel ist Candida albicans, ein an und für sich harmloser Hautpilz, der bei Immunschwäche jedoch schwere Infektionen auslösen kann (Mund, Darm etc.).

Zur Behandlung von Pilzinfektionen werden sogenannte Antimykotika eingesetzt, entweder lokal oder systemisch, den ganzen Organismus betreffend.

Parasiten

Parasiten sind Organismen, die sich von anderen Lebewesen ernähren. Zu diesen Schmarotzern gehören Amöben, Helminthen (Faden-, Spul- und Saugwürmer), Blutegel, Milben und Wanzen, Zecken, Flöhe, Läuse, Mücken und Bandwürmer. Sie alle befallen und schädigen ihren Wirt; im Normalfall ohne ihn zu töten. Ektoparasiten (ekto = aussen, ausserhalb) halten sich an der Körperoberfläche auf (Haut, Haare), Endoparasiten innerhalb eines Lebewesens (Blut, Darm, Leber).

Die beste Prävention besteht in einer guten Körperpflege (Flöhe und Mücken orientieren sich anhand von Körpergerüchen) sowie einer strikten Trinkwasser- und Lebensmittelhygiene (siehe Seite 139). Zusätzlich ist der enge Kontakt zu Tieren zu vermeiden, Haustiere sind regelmässig zu entwurmen. In verseuchten Gebieten sind Vorkehrungen wie Moskitonetze, das Tragen von geschlossenem Schuhwerk und dichter Kleidung empfehlenswert. Nach einem Aufenthalt in parasitenbefallenen Regionen kann die Untersuchung der Haut (Zecken), des Stuhls und des Blutes angezeigt sein. Je nach Parasit sind wirksame Arzneimittel vorhanden oder aber chirurgische Eingriffe notwendig.

> **INFO** *Ein Befall mit Läusen, seien es Kopf-, Kleider- oder Filzläuse (Schamläuse), hat nichts mit mangelnder Hygiene zu tun. Stecken Kinder die Köpfe zusammen oder umarmen sich Erwachsene, können Läuse blitzschnell den Besitzer wechseln.*

Die Mittel des Immunsystems gegenüber grossen, mehrzelligen Eindringlingen sind sehr begrenzt. Hat ein Parasit die äusseren Barrieren (Schleimhaut, Haut) durchstossen, wird es oftmals schwierig, ihn wieder zu eliminieren, weil die zur Verfügung stehenden Abwehrmechanismen auch den menschlichen Organismus selbst schädigen. Toxische Substanzen greifen nicht nur die Schmarotzer an, sondern auch das befallene Gewebe. Ein anderes Beispiel: Hat sich ein Bandwurm im Darm angesiedelt, versuchen die aktivierten Mastzellen, Durchfall zu provozieren und den Parasiten wieder rauszuspülen. Der Bandwurm wiederum wehrt sich dagegen, indem er mittlerweile Widerhaken entwickelt hat, mit denen er sich in der Darmwand verankert.

Verblüffende Anpassungsfähigkeit: Mimikry, Täuschung und Resistenz

Unsere Gesundheit ist unter anderem in Gefahr, weil Krankheitserreger immer wieder neue Strategien aushecken, um unser Immunsystem zu täuschen, oder weil sie mithilfe von Mutationen Resistenzen hervorbringen, gegen die einst wirksame Medikamente nicht mehr ankommen.

Das Arsenal der Bakterien

Manche Bakterien produzieren Stoffe, die es ihnen erlauben, in Körperzellen einzudringen und dort lange unerkannt unterzutauchen. Oder sie versprühen Enzyme, die die attackierenden Antikörper aufspalten. Andere Eindringlinge tarnen sich mit einer schützenden, für das Abwehrsystem ungefährlich erscheinenden Zuckerschicht oder verbergen sich hinter einem schleimigen Biofilm. Einige sind imstande, Gifte auszuscheiden, die das Immunsystem lähmen oder den Patienten in einen Schock versetzen. Durch Nachahmung von Strukturen, die Ähnlichkeiten mit den Molekülen des Wirtes aufweisen, bleiben Erreger inkognito, sie sind für die Abwehr unsichtbar und entgehen den Fangnetzen der Fresszellen. Diese gezielte Täuschung wird als molekulares Mimikry bezeichnet. Bei einer neuerlichen Infektion mit dem Keim richtet sich dann die Reaktion nicht nur gegen fremde Moleküle, sondern auch gegen die eigenen, weil sie ja ähnlich sind (siehe Autoimmunerkrankungen, Seite 84).

Abwehr gegen die Abwehr

Listerien, die Verursacher von schweren Lebensmittelvergiftungen, können sich ihrer Zellwand entledigen, falls sie mit Antibiotika in Kontakt gekommen sind, die den Aufbau einer Zellwand verhindern. So überleben sie den

CRAZY FACT

Auch Tiere versuchen, sich vor Angreifern zu schützen. Streifenmuster, wie sie Zebras besitzen, verschonen sie vor manchen Insektenarten, die auf optische Reize reagieren (u. a. Bremsen und Tsetse-Fliegen). Vermutlich mit ein Grund, wieso Ureinwohner sich mit Streifen und Mustern bemalen. Sollen wir uns nun im Sommer Zebrastreifen auf die Haut malen, damit wir für die blutsaugenden Plagegeister unattraktiv erscheinen? Leider funktioniert das nur bedingt, weil die Stechmücken in unseren Breitengraden ihre Opfer nicht mit den Augen suchen, sondern dem Körpergeruch folgen.

medikamentösen Angriff und überlisten gleichzeitig das Immunsystem, weil dieses die zellwandlosen Organismen nicht mehr erkennt. Listerien-Infektionen verlaufen mitunter tödlich, weil der Erreger die Blut-Hirn-Schranke überwinden und schwere Hirnentzündungen verursachen kann.

Nicht nur Grippe-Viren, auch Herpes- und HI-Viren ändern ihre Oberflächenstruktur, um die Bodyguards hinters Licht zu führen. Herpes-Viren verschanzen sich als heimtückische Schläfer ein Leben lang in den Nervenbahnen und können jederzeit durch einen Auslöser (z. B. Stress, Krankheit) als schmerzhafte Bläschen am Mund (Herpes labialis) oder im Intimbereich (Herpes genitalis) reaktiviert werden.

Zahlreiche Bakterien und pathogene Hefepilze tragen auf ihrer Oberfläche Komponenten, die mit Eiweissen des angreifenden Immunsystems verschmelzen. Diese Vereinigung ermöglicht die perfekte Tarnung.

Aber auch das menschliche Immunsystem entwickelt pausenlos neue Gegenmassnahmen. So tobt auf dem Schlachtfeld, auf dem sich das Immunsystem und die Mikroben bekämpfen, seit Jahrmillionen ein Rüstungswettkampf um die biologische Vorherrschaft, ohne dass wir allzu viel davon mitkriegen.

INFO *Sobald die Forschung die genauen Mechanismen versteht und nachvollziehen kann, wie die anstürmenden Keime den Fängen des Immunsystems entgehen, besteht die Hoffnung, dass neue Therapien und Medikamente entwickelt werden, die die Unruhestifter für die Abwehrzellen wieder sichtbar und damit bekämpfbar machen.*

MIT FIESER TAKTIK DEN KRANKEN SCHWÄCHEN: DAS DENGUEFIEBER
Denguefieber ist die weltweit häufigste durch Insekten übertragene Infektionskrankheit. Das Dengue-Virus wird von Tigermücken übertragen, die bevorzugt in der Nähe von menschlichen Siedlungen in Pfützen und stehendem Wasser brüten (Untersätze, Giesskannen usw.). Die Erkrankung führt zu hohem Fieber, generalisierten heftigen Schmerzen (daher wird sie auch Knochenbrecher-Fieber genannt), Juckreiz und Hautauschlägen. Ein Patient berichtete, dass er zum ersten Mal im Leben die winzigen Muskeln hinter den Augen spürte, weil sie derart schmerzten.

Dengue-Viren ruinieren die Blutzellen; insbesondere die abwehrenden Leukozyten und die blutstillenden Thrombozyten (Blutplättchen) werden arg dezimiert. Der virale Angriff mit dem Absenken der weissen Blutkörperchen hat ein geschwächtes Immunsystem zur Folge. Viel dramatischer kann hingegen die Verminderung der Blutplättchen ablaufen. Bei einer Anzahl von weniger als 50 000 pro Mikroliter drohen innere Blutungen, die zu einem Schock oder gar zum Tod führen können. Eine Transfusion von Blutplättchen kann in derart gravierenden Situationen lebensrettend sein.

In letzter Zeit wurden bereits Tigermücken diesseits der Alpen gesichtet. Sie können aber kein Denguefieber übertragen, weil hierzulande keine Dengue-Viren existieren.

Ein Impfstoff ist seit 2015 auf dem Markt, wird allerdings wegen möglicher Nebenwirkungen nur zurückhaltend eingesetzt. ■

Inkognito den richtigen Moment abwarten

Windpocken, die wilden Blattern, ist eine sehr ansteckende, vorwiegend im Kindesalter zum Ausbruch kommende Infektionskrankheit, die von den Varizella-Zoster-Viren herbeigeführt werden. Der charakteristische Hautausschlag mit den flüssigkeitsgefüllten Bläschen ist begleitet von Fieber und Gliederschmerzen. Bei einem intakten Immunsystem flauen die Symptome nach gut einer Woche wieder ab.

Doch das ist nicht das Ende der Geschichte, denn die Viren gehen nicht zugrunde, sondern wandern, wie andere Herpes-Viren (Herpes labialis und Herpes genitalis) auch, in benachbarte Nervenknoten (Ganglien) und verstecken sich dort. Zu einem späteren Zeitpunkt kann bei einer geschwächten Immunsituation (Alter, Stress etc.) als Folgekrankheit eine Gürtelrose (Herpes zoster) ausbrechen, ein schmerzhafter, gürtelförmiger

Ausschlag entlang des befallenen Nervenstrangs. Bis dahin können Jahre vergehen.

Eine Impfung vor einem ersten Kontakt ist möglich und bietet einen hohen Schutz, allerdings nur bedingt vor Gürtelrose (siehe Seite 104).

INFO *Frauen mit Kinderwunsch, die die wilden Blattern nicht durchgemacht haben, sollten sich impfen lassen. Schwangere, die gegen Varizellen-Viren nicht geschützt sind, müssen den Kontakt mit erkrankten Personen vermeiden, denn der flüssige Inhalt der Bläschen ist in hohem Masse infektiös. Erkrankt eine schwangere Frau ein paar Tage vor der Geburt an Windpocken, reicht die Zeit nicht mehr aus, rechtzeitig Antikörper an das ungeborene Kind zu übermitteln. Es besteht die Gefahr, dass das Neugeborene sich bei der Niederkunft infiziert und es zu schweren Komplikationen kommt. Eine passive Immunisierung des Babys (siehe Seite 99) unmittelbar nach der Geburt kann dagegen vorbeugen.*

Auch Plasmodien, die Verursacher der Tropenkrankheit Malaria, können sich jahrelang im Körper aufhalten und das Immunsystem erfolgreich austricksen. Wie sie das anstellen, ist bislang nicht bekannt.

Das Immunsystem auf Abwegen

Überwachung und Steuerung der Abwehr können versagen. Sie können zu schwach oder zu stark ansprechen, den eigenen Körper ins Visier nehmen oder die Kontrolle ganz verlieren. Das Resultat sind Aids, Allergien und Autoimmunerkrankungen.

Allergien sind die weitaus häufigsten Erkrankungen, die auf einem fehlerhaft arbeitenden Immunsystem beruhen. Jeder fünfte Schweizer leidet an einer Pollenallergie, seltener sind übertriebene Reaktionen auf Lebensmittel und Insektengifte oder Kontaktallergien. Für gewöhnlich folgenschwerer sind jedoch Attacken auf das eigene Fleisch und Blut, die Autoimmunerkrankungen. Oder die Fälle, in denen die Bodyguards kapitulieren und ein Tumor die Oberhand gewinnt.

Allergien: Die Abwehr spielt verrückt

Eine Allergie ist ein typischer Fall eines überschiessenden und krank machenden Verhaltens, einer Fehlreaktion des Immunsystems gegen harmlose fremde Antigene, die von der Mehrheit der Menschen problemlos toleriert werden und eigentlich keine Abwehrantwort erfordern. Bei Allergikern reagieren die Immunzellen auf unschädliche oder gar nützliche Fremdpartikel wie Hausstaub und Pollen so, als wären es Pathogene.

Allergien treten bevorzugt an Stellen auf, die als Haupteintrittspforten für Allergene (= Allergien provozierende Stoffe) dienen: auf der Haut, in den Atemwegen und im Magen-Darm-Trakt. Dementsprechend werden die Allergene entweder inhaliert (Blütenpollen, Haus- und Mehlstaub), mit der Nahrung aufgenommen (Nüsse, Meeresfrüchte) oder injiziert (Insektenstiche und Arzneimittel wie Penicillin oder Röntgenkontrastmittel).

Tierhaare sind neben Blütenpollen die häufigsten Auslöser von Allergien. Nicht nur Katzen, sondern auch Nagetiere sind als Haustiere problematisch (Mäuse, Ratten, Meerschweinchen und Hamster). Relativ selten lösen Hundehaare eine Allergie aus. Allerdings sind es streng genommen nicht die Tierhaare selbst, die als Allergen wirken, sondern die an den Haaren klebenden Drüsensekrete.

> **INFO** *In jedem vierten Schweizer Haushalt lebt zumindest eine Katze – das macht gesamtschweizerisch über 1,6 Millionen Hauskatzen, rund dreimal mehr als Hunde. Bei einer starken Tierhaarallergie hilft nur der Verzicht auf die Lieblinge.*

Beim Heuschnupfen bleiben Blütenpollen an der Schleimhaut der Augen und in den Bronchien kleben. Die Schleimhäute schwellen an, die Durchblutung wird gesteigert (rotes Auge), und die erhöhte Schleimproduktion dient dazu, die unerwünschten Gäste wieder wegzuschwemmen.

Allergische Reaktionen können von leichten Symptomen (laufende Nase, Ekzeme, Nesselsucht) bis hin zu lebensbedrohlichen Situationen reichen: zu einem Asthmaanfall etwa oder sogar zu einem anaphylaktischen Schock (maximale allergische Überempfindlichkeitsreaktion) mit Blutdruckabfall und Organversagen. Häufigste Ursachen für einen anaphylaktischen Schock sind Nahrungsmittel sowie Bienen- und Wespenstiche.

Ein bisschen Dreck muss sein
Im Grunde genommen stellt ein bisschen Staub eine willkommene Herausforderung für unsere Bodyguards dar. Sie lernen, harmlose Partikel zu identifizieren, adäquat zu reagieren und nicht gleich auf alles Fremde zu schiessen. Allzu hygienische Bedingungen unterfordern jedoch das Im-

IMMUN-KICK

Eine allzu sterile, hygienische Umwelt erhöht die Anzahl von IgE-Antikörpern (siehe Seite 38), die bei Allergien eine bedeutende Rolle spielen. Diese Antikörper werden normalerweise durch ein komplexes Ökosystem von möglichst verschiedenen Bakterien in Schach gehalten, sodass das Immunsystem nicht überschiesst. Fehlen diese nützlichen Mikroben, so nehmen die IgE-Antikörper überhand. Fazit: Übertriebene Hygiene begünstigt eine Allergie!

munsystem, und die Toleranz wird mangelhaft entwickelt. Das Resultat kann eine Allergie sein.

Wie entwickelt der Körper eine Allergie?

Eine Allergie entwickelt sich in zwei Phasen: Beim ersten Kontakt mit einem Allergen bilden sich Antikörper, das Immunsystem wird sensibilisiert – ein Vorgang, der unbemerkt abläuft. Beim Zweitkontakt, sobald das Allergen wieder erscheint, wird dann eine allergische Reaktion ausgelöst (siehe Abbildung auf der nächsten Doppelseite). Die Sensibilisierungsphase und die nachfolgende, die eigentliche allergische Reaktion können in grossem zeitlichem Abstand zueinander auftreten.

Allergien beruhen auf verschiedenen Reaktionstypen. Die mit Abstand häufigste ist die allergische Sofortreaktion vom IgE-Typ (Immunglobulin E). Antikörper der Klasse E, die auf den Mastzellen sitzen, registrieren das Allergen und binden es umgehend. Es kommt zu einer Ausschüttung von Botenstoffen (Histamin), die Rötungen, Juckreiz, Entzündungen und Schwellungen verursachen. Histamin erweitert die Gefässe, macht sie durchlässiger. In der Folge dringt Flüssigkeit in die umliegenden Gewebe, und sie schwellen an. Je nach Schweregrad der Allergie können Husten, Schwindel, Atemnot, Erbrechen und Angstzustände auftreten, selten gar ein Koma oder ein Kreislaufstillstand.

Bei Allergien vom Spättyp, zum Beispiel als Antwort auf ein unverträgliches Medikament oder nach Kontakt mit Nickel etwa in Modeschmuck, Jeansknöpfen, Gürtelschnallen usw., zeigen sich die Symptome erst nach ein paar Tagen (Hautausschläge).

> **INFO** *Mastzellen verfügen über Rezeptoren für Neurotransmitter. Aus diesem Grunde können Stress und andere psychische Faktoren (Angst, Ekel) die Mastzellen veranlassen, ihre mit Histamin gefüllten Bläschen zu entleeren und diese entzündungsfördernde Substanz in der Umgebung zu verteilen.*

Bei einer Pseudoallergie treten allergische Symptome auf, ohne dass dabei das Immunsystem beteiligt ist. Bestimmte chemische Substanzen (z. B. Geschmacksverstärker, Konservierungsmittel, Farb- und Aromastoffe) führen direkt zu einer Histaminfreisetzung aus den Mastzellen, ohne dass vorgängig eine Sensibilisierung stattgefunden hat.

ERSTER KONTAKT: SENSIBILISIERUNG

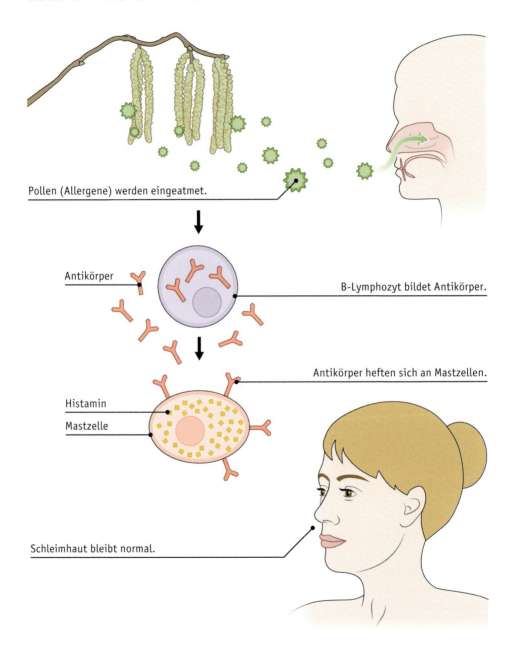

ERNEUTER KONTAKT: ALLERGIE

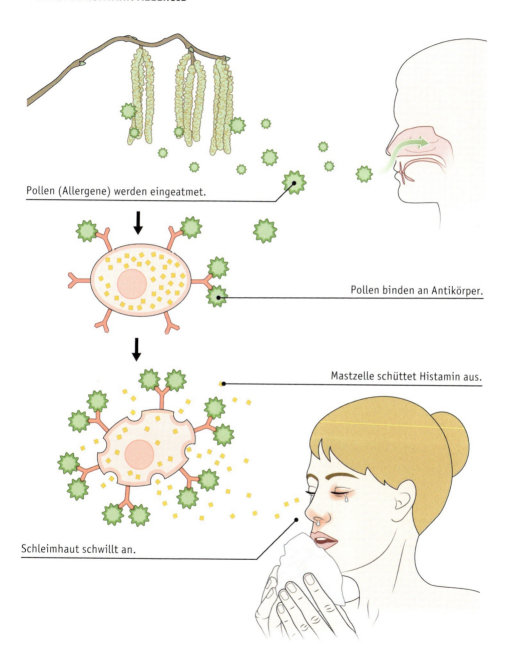

Pollen (Allergene) werden eingeatmet.

Pollen binden an Antikörper.

Mastzelle schüttet Histamin aus.

Schleimhaut schwillt an.

Ein erhöhtes Allergierisiko besteht in folgenden Situationen:
- übertriebene Hygiene
- Einzelkind (geringere Keimbelastung); je mehr Geschwister, desto weniger Allergien
- fehlende oder zu geringe Mikrobenbelastung in der frühen Kindheit, was zu einer minderwertigen Stimulation der Immunabwehr führt
- beschädigte Atemwegsschleimhaut (Rauchen, Feinstaub, Viren)
- häufige Antibiotikatherapien
- später oder seltener Kontakt zu Tieren
- früher durchgemachte Krankheiten mit Parasiten. Gewisse Würmer sollen Allergien hingegen hemmen – das Thema wird noch erforscht.
- Umweltverschmutzung: Schadstoffe in der Luft dienen als Träger von Allergenen oder sie verändern die Oberfläche der Allergene (Pollen) und erhöhen damit ihr Allergiepotenzial. Die Schadstoffe selbst können ebenfalls Allergien auslösen.

Volkskrankheit Heuschnupfen – mit einer Pollenallergie leben
Eine Allergie gegen Blütenstaub tritt zu Pollenflugzeiten zwischen Frühling und Herbst auf, manchmal auch bereits im Januar. Bis 20 Prozent der Schweizer Bevölkerung leidet dann unter tränenden Augen, schnupfenartigen Symptomen und Abgeschlagenheit. In erster Linie sind die Pollenallergene von Hasel, Erle, Birke, Gräsern und Getreide sowie von Beifuss und Wegerich für die triefende Nase und den Niesreiz verantwortlich (Allergikerinnen niesen übrigens typischerweise mehrmals hintereinander). Bei langjährigen Heuschnupfen-Patienten kann es zu einem «Etagenwechsel» kommen, zu gereizten Bronchien oder gar zu einem eigentlichen Asthma bronchiale. Deshalb ist es wichtig, den Heuschnupfen zu behandeln.

So halten Sie den Heuschnupfen in Schach:
- Sich bei erhöhten Pollenkonzentrationen nur für kurze Zeit draussen aufhalten.
- Pollenflugkalender beachten: https://www.pollenundallergie.ch.
- Pollenschutzgitter vor den Fenstern ermöglichen kurze Lüftungsphasen (am besten 10 Minuten nach Regenbeginn oder wenn der Regen aufgehört hat, dann ist die Luft für eine gewisse Zeit praktisch pollenfrei). Sind keine Niederschläge zu erwarten, während den pollen-

armen Tageszeiten lüften: in der Stadt frühmorgens, auf dem Land abends.
- Die tagsüber getragenen Kleider nicht im Schlafzimmer ausziehen.
- Die Haare abends waschen oder sich mit einem nassen Waschlappen über die Haare wischen, damit möglichst wenige Pollen ins Bett gelangen.
- Die Schlafzimmerfenster nachts geschlossen halten.
- Die Wäsche nicht im Freien trocknen lassen.
- Spezielle Luftreiniger in Innenräumen aufstellen.
- Staubsauger mit HEPA-Filtern und elektrostatische Mikrofasertücher absorbieren die Pollen am wirkungsvollsten.
- Nasenduschen mit physiologischer Kochsalzlösung (0,9 %) spülen die Schleimhäute.
- Ein Ausflug ins pollenarme Hochgebirge oder ans Meer bringt vorübergehend eine Linderung der Symptome.
- Pollenfilter im Auto regelmässig wechseln.

Eine Allergie nachweisen und behandeln

Immunglobuline der Klasse IgE im Blutserum weisen mitunter auf eine allergische Reaktion hin. Daneben können zur Abklärung die verdächtigen Allergene auf oder mit einer feinen Nadel in die Haut gebracht werden. Ist der Betroffene sensibilisiert, zeigt sich lokal nach 24 bis 72 Stunden eine allergische Reaktion.

Therapie

Antihistaminika – Medikamente, die die Histaminausschüttung hemmen – gibt es in Form von Tabletten, Tropfen und Sprays. Sie lindern die Symptome, bringen indessen keine Heilung. Das Gleiche gilt für Glukokortikoide (Kortison und Prednison) und andere Antiallergika. In schweren Fällen wird eine intensive immunsuppressive Therapie in Betracht gezogen.

Gute Erfolge bei Heuschnupfen zeigen auch die Akupunktur oder eine Hypo- respektive Desensibilisierungsbehandlung. In langsam steigender Dosis wird dem Patienten, der Patientin das Allergen zugeführt. Dabei handelt es sich um eine schrittweise, allerdings aufwendige und langfristige Gewöhnung an das Allergen, was in etwa der Hälfte der Fälle zu einer Heilung führen kann.

> **INFO** *Wenn sich Allergene sehr ähnlich sind, kann es passieren, dass unterschiedliche Stoffe die gleiche allergische Antwort auslösen. Man nennt dies Kreuzallergie. So kann eine Allergie gegen Birkenpollen mit einer allergischen Reaktion auf Hasel, Nüsse oder Äpfel einhergehen. Weitere Kreuzallergien: Gräserpollen und Tomaten, Erlenpollen und Sellerie usw.*

Intoleranz oder veritable Allergie?

Eine Lebensmittelunverträglichkeit (Intoleranz) ist nicht dasselbe wie eine echte Lebensmittelallergie. Intoleranzen werden nicht durch die von Mastzellen ausgeschütteten Substanzen verursacht, sondern vielmehr durch unverträgliche Inhaltsstoffe in den Lebensmitteln, zum Beispiel:

- Histamin in Fischen und im Wein
- Laktose (Laktoseintoleranz, wenn ein Mangel an Laktase zum Abbau des Milchzuckers herrscht)
- Fruktose (Fruchtzuckerunverträglichkeit)
- Gluten (Glutenintoleranz). Gluten ist ein Protein im Getreide. Anders als die Intoleranz ist die Krankheit Zöliakie eine allergische Immunreaktion auf Gluten mit deutlich heftigeren (Bauch-)Symptomen.

Autoimmunerkrankungen: Wenn die Bodyguards den eigenen Körper angreifen

An der Oberfläche jeder Zelle befinden sich spezielle Moleküle (*major histocompatibility complex*, MHC-Moleküle), die es dem Immunsystem erlauben, sie als Freund oder Feind zu identifizieren. Das ist einer der wichtigsten Sicherungsmechanismen, die verhindern, dass das Verteidigungssystem überreagiert oder dass es die eigenen gesunden Zellen und Gewebe als fremd wahrnimmt.

Doch bisweilen geht die Fähigkeit, zwischen gefährlich und ungefährlich, zwischen fremd und eigen zu unterscheiden, verloren. Dann entgleist das Immunsystem und löst schwerwiegende Krankheiten aus, bei denen die Bodyguards den eigenen Körper attackieren, als wäre er ein Eindringling.

Autoimmunerkrankung ist der Überbegriff für alle Krankheiten, bei denen sich Immunreaktionen irrtümlich gegen körpereigene Antigene richten (Autoantigene, auto = eigen, selbst). Die Abwehr bildet Antikörper (Autoantikörper) und autoreaktive T-Zellen, die normalerweise im Thymus eliminiert werden. Sie ist in einer solchen Situation von der Vielzahl der Antigene überfordert – kein Wunder, muss das Immunsystem doch gesamthaft mehr als 100 Millionen Antigene auseinanderhalten. Die Selbsttoleranz, also die Fähigkeit, körpereigene Antigene zu registrieren und zu tolerieren, wird beschädigt.

Ursache unbekannt

Die genaue Ursache der gestörten Selbsttoleranz ist nach wie vor ungeklärt; eine genetische Veranlagung und übertriebene Hygiene gelten derzeit als wahrscheinlich. Der Anstoss für eine Autoimmunerkrankung könnte aber auch von aussen kommen, in Form von Infektionserregern und Substanzen, die praktisch identische oder sehr ähnliche Oberflächenmerkmale wie die menschlichen Zellen aufweisen. Das aktivierte Immunsystem erkennt die fremden Antigene, antwortet aber plötzlich nicht nur auf diese, sondern auch auf die körpereigenen, ähnlich aufgebauten Antigene. Äussere Umwelteinflüsse wie UV-Strahlung, Drogen, Medikamente und Gifte stehen ebenfalls im Verdacht, selbstgerichtete Reaktionen zu erzeugen.

Die Folgen dieser Selbstzerstörung manifestieren sich in gravierenden Erkrankungen, an denen fünf bis acht Prozent der Menschen in industrialisierten Ländern leiden. Frauen sind häufiger betroffen als Männer.

Zum Kreis der Autoimmunerkrankungen gehören unter anderem:
- die Multiple Sklerose, eine schubartig verlaufende Krankheit des Zentralen Nervensystems mit Bewegungsstörungen; Abwehrzellen beschädigen die Nervenfasern und ihre Isolierschicht;
- die immunologische Glutenunverträglichkeit (Zöliakie);
- die rheumatoide Arthritis, die mit einer Entzündung mehrerer Gelenke einhergeht;
- die Schuppenflechte (Psoriasis); sie erzeugt Entzündungsherde der Haut mit silbrig glänzender Schuppung, am häufigsten sind Ellbogen, Knie, der Kopf und die Nägel betroffen;
- chronisch entzündliche Darmerkrankungen mit schmerzhaften Durchfällen (Colitis ulcerosa, Morbus Crohn);

- der systemische Lupus erythematodes, die Wolfsröte, mit entzündlichen Veränderungen vieler Organe und typischen Hautveränderungen, die Wolfsbissen ähneln (daher der Name)
- und ausserdem Diabetes Typ 1, bei dem die insulinbildenden Zellen der Bauchspeicheldrüse von der Abwehr ausgeschaltet werden.

Autoimmunerkrankungen können behandelt, aber bislang nicht geheilt werden. Therapeutisch werden Immunsuppressiva (Medikamente, die Immunreaktionen hemmen) eingesetzt oder die verantwortlichen Autoantikörper aus dem Blut gefiltert. Vitamin D soll einen schützenden Effekt gegen Autoimmunerkrankungen ausüben.

Gefürchteter Krebs

Eigentlich sind unsere Bodyguards fit genug, um ein unkontrolliertes Zellwachstum und somit eine Krebsentstehung abzuwenden. Tagtäglich entstehen Tumorzellen in unserem Körper. Die allermeisten werden jedoch über Mechanismen der angeborenen und erworbenen Immunantwort fortlaufend erkannt und unverzüglich vernichtet. Etliche Überwachungsvorgänge schützen uns vor Tumoren, solange diese nicht Verhüllungs- und Verteidigungstechniken entwickeln, die sie unsichtbar und damit unangreifbar machen. Gewisse Krebsgeschwülste sind sogar in der Lage, die attackierenden Immunzellen auszuschalten und sie in den Zelltod zu treiben.

> **INFO** *In diesem Ratgeber wird bewusst nicht auf einzelne Krebserkrankungen eingegangen. Es ist jedoch wichtig zu wissen, dass Krebs nicht gleich Krebs ist. Der Verlauf und die Therapierbarkeit hängen von vielen verschiedenen Faktoren ab. Aus welchem Gewebe (Histologie) ist die Geschwulst aufgebaut? Wo ist der Krebs ausgebrochen? In welchem Stadium wurde der Tumor entdeckt und sind schon Ableger vorhanden? Diese Fragen entscheiden über eine Prognose und eine mögliche Heilung mit. Auch wenn eine Krebsdiagnose immer ein Schock ist: Die Behandlungen sind in den letzten Jahren und Jahrzehnten für eine ganze Reihe von Krebserkrankungen immer besser geworden.*

Wird ein Tumor in einem Anfangsstadium entdeckt, sind die Heilungschancen für gewöhnlich deutlich besser. Jede Krankheit, die das Immunsystem bedroht (Infektionen, Allergien, Krebs), hinterlässt einen typischen «Fussabdruck» in den verschiedenen Körperflüssigkeiten. Diese Biomarker können für die Tumordiagnostik eingesetzt werden (z. B. CEA für Darmkrebs, PSA-Test für Prostatakarzinome). Ärztliche Untersuchungen (Allgemeinstatus), Abstriche, Magen-Darm-Spiegelungen, Mammografien, Thorax-Aufnahmen (Lungenröntgen) und eine Untersuchung auf Blut im Stuhl sind einige Massnahmen, die der Früherkennung dienen.

INFO *Manche routinemässigen Früherkennungsmassnahmen wie der PSA und regelmässige Mammografien ab einem gewissen Alter sind umstritten, weil sie bisweilen auf Krebs hinzudeuten scheinen, wenn keiner da ist. Das führt zu psychischen Belastungen. Es ist daher ein schmaler Grat zwischen Präventionsmassnahmen und unnötiger Verunsicherung, zwischen Gewissheit und Irritation. Besprechen Sie diese Thematik mit Ihrem Arzt.*

Krebs erkennen

Wenn ein Mensch an Krebs erkrankt, ist das vorerst nicht offensichtlich. Da ist kein Fieber, kein Husten und auch kein Ausschlag, der auf eine beginnende Krankheit hindeuten würde. Die Krebszellen können sich über

CRAZY FACT

Die nicht besonders hübschen Nacktmulle, die zerknittert und nackt durch unterirdische Gänge streifen, verstecken hinter der hässlichen Fassade aussergewöhnliche Fähigkeiten. Die Nagetiere altern kaum und erkranken nie an Krebs. Offenbar ist ihr Kontroll- und Reparaturmechanismus bezüglich alter oder entarteter Zellen erheblich raffinierter ausgestattet als derjenige des Menschen. Sie können bis zu 30 Jahre alt werden, ein Vielfaches verglichen mit verwandten Nagetieren wie Ratten und Mäusen, deren Lebenserwartung erfahrungsgemäss lediglich ein bis zwei Jahre ist. Daneben sterben die Hirne der Nacktmulle bei länger anhaltendem Sauerstoffmangel nicht gleich ab, und sie verspüren Stiche und Hitze nicht als Schmerzen.

TELOMER

Zelle

Zellkern

Chromosom

Telomer vor Zellteilung

Telomer nach Zellteilung

Jahre hinweg unbemerkt vermehren. Die im Zellkern befindlichen Chromosomen, die Träger der Erbinformationen, haben an ihren Enden sogenannte Telomere, die als Schutzkappen für das Genmaterial dienen. Bei jeder Zellteilung einer normalen menschlichen Zelle geht ein Teil der Telomere verloren, bis die Schutzwirkung nach rund 50 Zellteilungen schliesslich erloschen ist. Die Zelle vergreist und stirbt endgültig ab. Krebszellen dagegen besitzen ein Enzym, die Telomerase, die eine Verkürzung dieser Schutzkappen verhindert. Sie sind somit theoretisch unsterblich und können sich unendlich oft teilen.

Bei gewissen Krebsarten vergehen von der ersten entarteten Zelle bis zum Manifestwerden des Tumors Jahre. Andere wiederum wachsen rasend schnell.

Meistens ist die Ursache für eine Krebserkrankung unklar. Oft werden Genmutationen vermutet, die vererbt sind oder durch Umwelteinflüsse zustandekommen. Manchmal sind Viren am Werk (Epstein-Barr-Virus, HP-Viren, siehe Seite 182), und auch Rauchen, Asbest am Arbeitsplatz oder eine krasse Fehlernährung erhöhen das Risiko für Krebserkrankungen.

Einige Karzinome sind familiär gehäuft, weshalb gezielte Vorsorgeuntersuchungen unabdingbar sind.

Die Finten der Krebszellen

Warum kann uns das Immunsystem vor den veränderten, körpereigenen Zellen nur unzureichend schützen? Eine Krebszelle ist am Anfang ihrer schädlichen Entwicklung eine ganz normale Körperzelle, die mutiert und sich unkontrollierbar vermehrt. Sie wird von den Bodyguards lange nicht als entartet erkannt.

Die zur Abwehr zählenden Killerzellen besitzen einen Sicherungsmechanismus, der sie davon abhält, gesunde körpereigene Zellen anzugreifen. Und genau diesen Mechanismus machen sich Krebszellen zunutze. Sie verstecken sich hinter den gleichen Antigenen, die auch auf normalen Körperzellen vorhanden sind, und entziehen sich so erfolgreich dem Zugriff des Immunsystems.

Normalerweise wird eine entartete oder mikrobenbefallene Zelle von den Wächterzellen des Immunsystems erkannt und in den Zelltod getrieben (Apoptose, siehe Seite 37). Tumorzellen ignorieren ganz einfach diese Selbstzerstörungssignale und übermitteln den attackierenden Killerzellen irreführende Botschaften, sodass nur schwerlich eine Apoptose ausgelöst werden kann. Oder die Tumorzellen schmieden Pläne, ihrerseits das Abwehrsystem anzugreifen und die Immunantwort zu hemmen.

Krebstherapie

Die «klassischen» Behandlungsmethoden für Krebs sind die Chirurgie, die Strahlentherapie und die Chemotherapie. Eine Chemotherapie mit Zytostatika greift alle im Körper wachsenden Zellen an, nicht nur die anvisierten Tumorzellen. Die Nebenwirkungen sind gravierend, immerhin jedoch weitgehend reversibel.

Seit einiger Zeit ist die Immuntherapie in den Fokus gerückt. Sie wirkt spezifisch, soll also möglichst nur dem Tumor Schaden zufügen und nicht wie bei der Chemotherapie auch gesunde Zellen ins Visier nehmen. Den Patienten werden tumorspezifische Antikörper zugeführt, und/oder die schlummernden, stillgelegten Bodyguards werden derart manipuliert, dass sie die bis anhin gut getarnten und demzufolge tolerierten Krebszellen wiedererkennen und angreifen können. So wird der Krebs mit den Abwehrmethoden des Immunsystems überlistet.

> **BUCHTIPP**
>
> Marianne Botta: **Bewusste Ernährung – was hilft gegen Krebs?** Mit der richtigen Ernährung Krebs vorbeugen und die Therapie unterstützen. Beobachter-Edition, Zürich 2013.
> www.beobachter.ch/buchshop

IMMUN-KICK

Wie kann man das Immunsystem mit Selbstheilungskräften unterstützen? Im Vordergrund stehen Massnahmen, um dem Körper Gutes zu tun und ihm Sorge zu tragen. Ausserdem heilsame Praktiken, um sich selbst, den eigenen Körper achtsam wahrzunehmen, etwa Qigong, autogenes Training, Meditation oder Yoga.

Ein anderer Ansatz für eine Krebstherapie zielt auf die Telomerase, die eine Tumorzelle praktisch unsterblich macht (siehe Seite 88). Eine Hemmung oder Blockierung der Telomerase könnte zur Folge haben, dass sich Krebszellen gewissermassen zu Tode teilen.

Prävention
Obwohl es grosse Erfolge im Kampf gegen den Krebs zu verzeichnen gibt, ist das wissenschaftliche Verständnis davon, weshalb unser Immunsystem nicht alle Krebszellen frühzeitig erkennt und eliminiert, weiterhin lückenhaft. Deshalb steht, neben der Vermeidung von Risikofaktoren, der sorgfältige Umgang mit unseren Bodyguards im Vordergrund (siehe Seite 110). Mit einer bewussten Lebensweise dem Risiko einer Krebsentstehung möglichst entgegenzuwirken (gesunde Ernährung, Bewegung, Verzicht auf Rauchen, Alkohol) ist eine kluge Massnahme. Ein chinesisches Sprichwort formuliert es unmissverständlich: «Eine Krankheit zu behandeln, die sich bereits entfaltet hat, ist, wie einen Brunnen erst dann zu graben, wenn man am Verdursten ist.»

Angeborene oder erworbene Immunmangelzustände

Wie wichtig etwas ist, merkt man erst, wenn man es nicht oder nicht mehr hat. So verhält es sich auch mit der Gesundheit und mit einer stabilen, leistungsfähigen Gegenwehr.

Wer ein beschädigtes Immunsystem hat, ist anfälliger gegenüber Infekten und Tumorerkrankungen. Dabei spielt es keine Rolle, ob der Defekt angeboren oder erworben ist. Angeborenen Immundefekten liegen zumeist genetische Mutationen zugrunde. Die immunologischen Ausfälle manifestieren sich aufgrund mangelnder Antikörper und einer beschränkten Bildung von Abwehrzellen bereits im frühen Kindesalter. Bald nach der Geburt sind die Säuglinge mit verhängnisvollen Infektionen konfrontiert, weil schon wenige Bakterien ausreichen, das schadhafte Immunsystem in die Knie zu zwingen. Ohne Behandlung überleben Kinder mit schweren angeborenen Immundefekten das erste Lebensjahr erfahrungsgemäss nicht.

> **BUCHTIPP**
> Delia Schreiber: **Die Selbstheilung aktivieren.** Die Kraft des inneren Arztes.
> Beobachter-Edition, Zürich 2017.
> www.beobachter.ch/buchshop

Erworbene Immunmängel stellen den weitaus grösseren Teil einer limitierten Abwehr dar. Dafür gibt es zahlreiche Ursachen: Mangelernährung, Stress, immunsuppressive Therapien, Bestrahlungen, Gifte, maligne Krankheiten des Immunsystems und Infektionen (Viren).

 INFO *Aids ist seit über 35 Jahren die weltweit bedeutendste erworbene Immunschwäche (siehe nächstes Kapitel). Demgegenüber sind angeborene Immunschwächen aufgrund eines Gendefektes mit Entwicklungsstörungen des zellulären oder humoralen Immunsystems äusserst selten.*

HIV und Aids

Das HI-Virus (HIV = Humanes Immundefizienz-Virus, menschliches Immunschwäche-Virus) wird grösstenteils auf sexuellem Weg über Körperflüssigkeiten übertragen. Das extremste Risiko besteht beim Analverkehr. Weniger häufig wird das Virus durch Vaginalverkehr und extrem selten durch Blutkonserven weitergegeben.

Nach einer Infektion mit dem HI-Virus gelingt es der Abwehr im Durchschnitt etwa zehn Jahre lang, das Virus unter Kontrolle zu halten, bis die eigentliche, schwerwiegende Immunschwäche Aids ausbricht (Aids = *Acquired Immune Deficiency Syndrome*, erworbenes Immunschwächesyndrom).

Zwei bis vier Wochen nach der Ansteckung treten bei nur gerade 30 Prozent der Infizierten grippeartige Symptome und Fieber auf. Das Immunsystem bildet in diesem Stadium pausenlos Antikörper. Dadurch kann es die Vermehrung der Viren eine Zeit lang in Schach halten. Werden keine antiviralen Medikamente eingesetzt, breitet sich das Virus nach einigen Jahren im ganzen Körper aus und verursacht Entzündungen, Infekte und aggressive Krebsgeschwülste. Weil sich das Virus ständig verändert und mutiert, verwirrt es das Immunsystem, und die Abwehrkraft geht allmählich verloren. Aufgrund der Zerstörung von speziellen Leukozyten (T-Helferzellen) ist eine koordinierte Defensive nicht mehr möglich; der Körper wird zur leichten Beute für krank machende Mikroorganismen.

Während vor wenigen Jahrzehnten eine HIV-Infektion zwangsläufig zu einer Aids-Erkrankung und zum Tod führte, wurden mittlerweile Medikamente entwickelt, die den Krankheitsverlauf stoppen können und sogar eine annähernd normale Lebenserwartung versprechen (antiretrovirale Therapie). Voraussetzung dafür ist, dass die Infektion rechtzeitig erkannt wird.

> **INFO** *Bedrohlich ist das HI-Virus auch deshalb, weil Betroffene eventuell jahrelang nicht merken, dass sie die Krankheit in sich tragen. Sie können gerade in der hochinfektiösen Anfangsphase in den ersten paar Wochen nach der Ansteckung weitere Mitmenschen infizieren.*

Vor ein paar Jahren gelang es erstmals, einen HIV-Patienten zu heilen. Knochenmarkspenden mit Stammzellen, die spezielle Gen-Varianten beinhalteten, verhinderten, dass das Virus in die Zellen eindringen konnte. Der Patient wurde immun gegen das Virus. Bisher konnte dieser Therapieerfolg leider erst wenige Male wiederholt werden.

Versuche mit Impfstoffen sind im Tun, allerdings sind sie bisher unbefriedigend verlaufen, weil sich das HI-Virus genetisch ständig verändert (hohe genetische Variabilität). Ein wirksamer Impfstoff ist derzeit nicht in Sicht.

> **INFO** *Das HI-Virus kann ohne den Austausch von Körperflüssigkeiten nicht weitergegeben werden. Bei sexuellen Kontakten und medizinischen Handlungen bewahren einfache Schutzmassnahmen wie Kondome und Latexhandschuhe zuverlässig vor einer Infektion mit Sperma, Vaginalsekret oder Blut.*

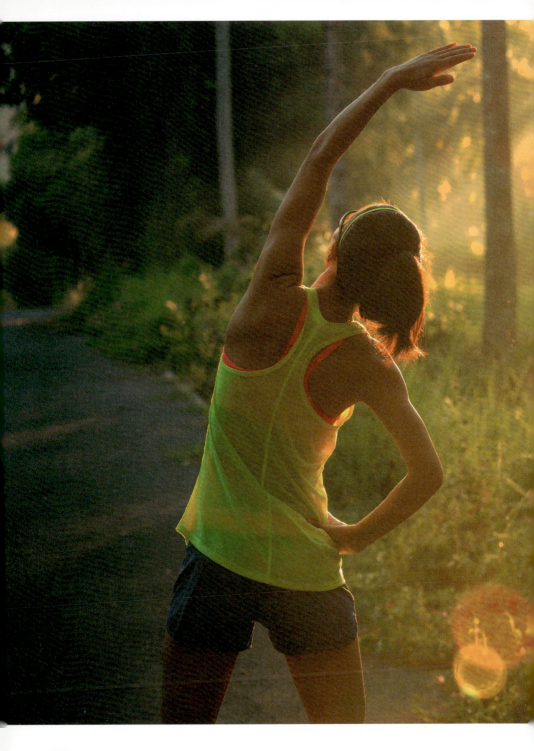

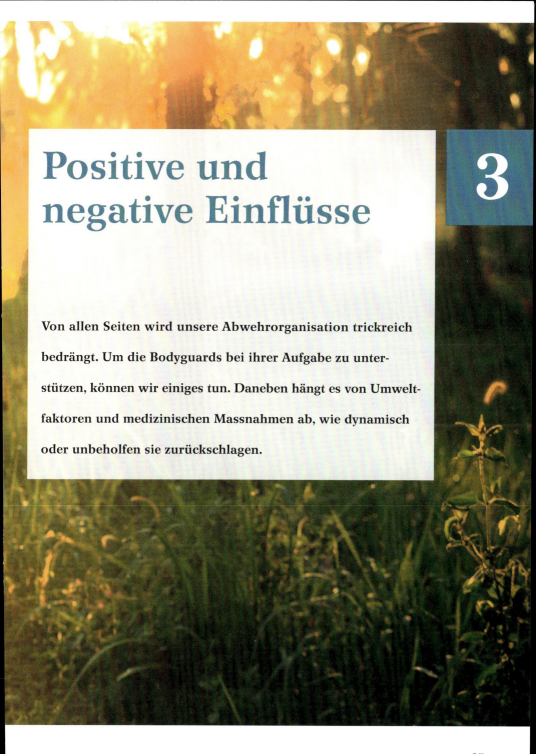

Positive und negative Einflüsse

3

Von allen Seiten wird unsere Abwehrorganisation trickreich bedrängt. Um die Bodyguards bei ihrer Aufgabe zu unterstützen, können wir einiges tun. Daneben hängt es von Umweltfaktoren und medizinischen Massnahmen ab, wie dynamisch oder unbeholfen sie zurückschlagen.

Medizinische Einflüsse auf die Körperabwehr

Medikamente, die das Immunsystem unterstützen oder es nötigenfalls auch abbremsen, Impfungen, die lebensbedrohliche Infektionen abblocken – die Fortschritte der Medizin sind beachtlich und dennoch bislang begrenzt.

Ein Glück, dass Sie nicht vor 500 Jahren auf die Welt gekommen sind. Die Methoden der Mediziner und Barfussärzte waren brutal und primitiv. Blutungen wurden mit glühenden Eisen gestoppt, der Aderlass war ein weitverbreitetes Allerweltsmittel.

Heute erlauben neue Techniken und immer wirksamere Medikamente den Ärzten, ganze Organe zu verpflanzen, zuvor tödliche Krankheiten in Schach zu halten und uns vor schwerwiegenden Infektionen zu schützen.

Antibiotika: vom Segen zur Bedrohung

Bis vor knapp 100 Jahren standen keine wirksamen Medikamente gegen Bakterien zur Verfügung, und Menschen konnten an bakteriellen Entzündungen sterben – zum Beispiel schon an einem eitrigen Zahn. Heute stehen wir vor der Frage, wie es sich verhindern lässt, dass Antibiotika wirkungslos werden, denn Antibiotikaresistenzen breiten sich immer mehr aus. Unnötige Verschreibungen, zu tiefe Dosierungen und unvorschriftsgemässe Einnahme bringen riskante, multiresistente Keime hervor.

Wie kommt es zu Antibiotikaresistenzen?
Es gibt verschiedene Faktoren, die dazu beitragen, dass sich die antibiotische Wirkung abschwächt oder ganz neutralisiert wird:
- **Falscher Einsatz.** Wenn Antibiotika bei viralen Erkrankungen verschrieben werden, zum Beispiel bei einer viral bedingten Bronchitis, sind sie schlicht wirkungslos – und deren Einnahme vergebens oder gar schädlich. Wenn Ihnen Ihr Arzt erklärt, dass Ihre Infektion von einem

Virus verursacht wurde, pochen Sie nicht darauf, ein Antibiotikum verschrieben zu bekommen – es hilft Ihnen nicht.
- **Unnötig grosses Wirkspektrum.** Oft ist der Erreger nicht bekannt, weshalb man mit einem sogenannten Breitbandantibiotikum möglichst breit schiesst.
- **Nicht korrekte Einnahme.** Es gilt, die Mittel genau nach Vorschrift einzunehmen und sie nicht eigenmächtig abzusetzen, wenn es erste Anzeichen der Besserung gibt. Denn das bedeutet keineswegs, dass bereits alle Bakterien ausradiert sind. Wer die Therapie frühzeitig abbricht, verschafft den widerstandsfähigsten Keimen die Chance, zu überleben und ihr Erbgut anzupassen. Die Resistenzinformationen werden dann an die nächste Generation oder auf andere Bakterienstämme übermittelt. Und der Patient, die Patientin selber riskiert ein erneutes und oftmals heftigeres Aufflammen der Krankheit.

Infektionen mit resistenten Mikroorganismen sind oft schwer therapierbar, und ihre Zahl ist deutlich im Ansteigen. Bakterien sind unwahrscheinlich anpassungsfähige Organismen, die schnell auf Substanzen reagieren und neue Resistenzen schaffen. Das ist auch für die Pharmaindustrie eine Herausforderung; die Entwicklung neuer Antibiotika ist zeitaufwendig und kostspielig.

«Gesundheit ist ein Geschenk, aber kein blosser Zufall!»
(Unbekannt)

INFO *Bei Keimen, gegen die Antibiotika kaum noch wirken, spricht man von multiresistenten Erregern, von «Superbugs» (Superkäfer). Sie sind überwiegend in Spitälern anzutreffen, weil dort häufig und viele verschiedenartige Antibiotika eingesetzt werden und weil sie ältere und geschwächte Opfer finden. Derzeit sterben jährlich 33 000 Menschen in Europa und 700 000 weltweit wegen resistenter Bakterien. Ein Trost mag immerhin sein, dass in der Schweiz in Spitälern höchste Hygienestandards herrschen.*

Neuerdings sorgt ein neuer Superkeim in Spitälern für Schlagzeilen: *Candida auris*, ein Pilz, der überall lebt und klebt. Für gesunde Menschen stellt er keine Gefahr dar, wohl aber für Patientinnen und Patienten mit reduzierten Abwehrkräften; für sie ist er lebensbedrohlich. Auch dieser Pilz hat aufgrund des zu häufigen Einsatzes von Mitteln gegen Pilzinfek-

CRAZY FACT

In den Ländern der früheren Sowjetunion, insbesondere in Georgien, wird zur Behandlung von Infektionen die sogenannte Phagentherapie angewendet. Hoch spezialisierte Viren (Bakteriophagen, Bakterienfresser = Phagen) greifen ganz gezielt Bakterienstämme an, jedoch ohne die nützlichen Bakterien der Darmflora auszulöschen, wie dies bei Breitbandantibiotika passiert (Breitband = wirkt gegen eine ganze Reihe verschiedener Bakterien). Die Viren befallen ein spezifisches Bakterium und injizieren ihr Genmaterial. Das «umprogrammierte» Bakterium produziert fortan nur noch Phagen, bis es schliesslich platzt und ein Heer von hungrigen Bakteriophagen ausspuckt. Sind alle Wirtsbakterien vernichtet, sterben auch die Phagen ab.

Die Phagentherapie wurde vor 100 Jahren entdeckt, also schon vor der Ära der Antibiotika. Sie ist in Georgien sogar erfolgreicher als gewisse Antibiotika, gegen die (noch) keine Resistenzen vorkommen. Im Westen ist die Behandlung nicht zugelassen.

tionen (Fungizide in der Landwirtschaft, Antimykotika in der Medizin) gelernt, sich immer besser zu wehren.

Nach der Antibiotikatherapie

Die harmonische Zusammensetzung der Mikrobiota (siehe Seite 148) hat einen grossen Einfluss auf unser Immunsystem, den Stoffwechsel (Übergewicht) und sogar auf die Hirnleistung und unsere Stimmungen (siehe Seite 155). Ein Antibiotikum unterscheidet jedoch nicht zwischen physiologischen (guten) und pathogenen Bakterien. Deshalb ist es sinnvoll, im Anschluss an eine Antibiotikagabe mithilfe von Probiotika wieder für eine ausgeglichene Darmflora zu sorgen.

Probiotika sind gesundheitsfördernde Mikroorganismen, die aufgrund ihrer Säureresistenz die Magenpassage überstehen und den Darm besiedeln. Sie helfen bei der Verdauung und verdrängen andere, schädliche Bewohner des Darmtraktes. Es handelt sich vorwiegend um Milchsäure-Bakterien (Laktobazillen), Bifidus-Bakterien und Hefepilze.

Eine aus der Balance gebrachte Mikrobiota kann mit Probiotika wieder regeneriert werden. Wenn möglich sollte ein Probiotikum-Präparat entsprechend dem Alter, dem Beschwerdebild und der (intestinalen) Mikro-

> **IMMUN-KICK**
>
> Wenn Sie auf eine natürliche Zufuhr von Probiotika setzen wollen, konsumieren Sie vorzugsweise Joghurt, Quark, Kefir, Sauerkraut, koreanisches Kimchi (durch Milchsäuregärung zubereitetes Gemüse) und japanische Soja-Gewürzpaste (Miso-Suppe). Diese Nahrungsmittel sind nicht nur nach einer Antibiotikatherapie hilfreich.

biomveränderung (Bakterien-Sequenzierung des Stuhls) ausgewählt werden – sprechen Sie Ihre Ärztin darauf an.

Impfungen: dem Immunsystem auf die Sprünge helfen

Wie funktionieren Impfungen? Man unterscheidet zwischen aktiver und passiver Immunisierung.

- Bei einer **aktiven Immunisierung** wird das Immunsystem mit einem abgeschwächten oder abgetöteten Erreger zu einer Antwort angestiftet. Es reagiert auf die Gabe des Lebend- oder Totimpfstoffes aktiv gegen den Keim und baut einen spezifischen Schutz auf. Die dabei gebildeten Antikörper hinterlassen ein lang anhaltendes immunologisches Gedächtnis.

> **INFO** *Heutzutage werden mehrheitlich Totimpfstoffe verwendet. Lebendimpfstoffe hinterlassen eine bessere Immunisierung, bringen jedoch das Risiko mit sich, bei überlasteter Immunabwehr eine Infektion hervorzurufen. Daher sollen sie insbesondere während einer Schwangerschaft und bei immungeschwächten Patientinnen und Patienten keinesfalls verwendet werden.*

- **Passive Immunisierungen** werden angewendet, wenn ein sofortiger Schutz notwendig ist, etwa bei einer unerwarteten Reise in ein verseuchtes Gebiet oder wenn die Zeit für eine aktive Immunisierung nicht mehr ausreicht (Beispiel siehe Seite 76). Dabei werden der zu schützenden Person die Antikörper einer immunen Person gespritzt, was ihr zu einer sofortigen Abschirmung verhilft. Die passive Immunisierung hat den Nachteil, dass sie nur kurze Zeit wirksam ist und kein immunologisches Gedächtnis ausbildet.

Nutzen und Risiken ...
Gute Impfstoffe bauen eine Immunität gegen gefährliche Erkrankungen auf, ohne dabei ernsthafte Nebenwirkungen hervorzurufen. Natürlich sollen vor jeder Impfung die Vorteile gegenüber den Risiken und möglichen Komplikationen abgewogen werden. Nebenwirkungen können (müssen aber nicht) vorkommen und umfassen für gewöhnlich milde Symptome wie Fieber, lokale Rötung, Schmerzen und eine Schwellung an der Einstichstelle. In seltenen Fällen kann bei einem abgeschwächten Lebendimpfstoff die entsprechende Erkrankung in gedämpfter Form ausbrechen. Bei einer MMR-Impfung beispielsweise (Masern, Mumps und Röteln, siehe Seite 102) treten in fünf Prozent der Fälle leichte Symptome der drei Infektionskrankheiten zutage. Schwerwiegende Nebenwirkungen betreffen weniger als 1 von 100 000 geimpften Personen.

> **INFO** *Die lange Zeit im Raum stehende Behauptung, dass die MMR-Dreifachimpfung bei Kindern diverse Krankheiten hervorruft, unter anderem Autismus, konnte mit einer gross angelegten dänischen Studie an über einer halben Million geimpften Kindern eindeutig widerlegt werden.*

Die derzeit herrschende Impfskepsis ist gleichwohl nachvollziehbar. Sich oder seinem gesunden Baby freiwillig Krankheitserreger, wenngleich abgeschwächte oder abgetötete, in den Körper zu schleusen, löst Widerstand aus. Die empfohlenen Impfungen zu machen ist jedoch durchaus sinnvoll, weil Säuglinge mit ihrem unreifen Immunsystem durch Infektionen viel stärker gefährdet sind als gesunde Erwachsene.

Leider sind nicht allein die Impfstoffe in der Lage, Komplikationen zu verursachen; die sogenannten Adjuvanzien (Wirkverstärker) sind viel öfter ein Problem. Solche Ergänzungsstoffe können Allergien auslösen oder stehen gar im Verdacht, der Gesundheit zu schaden. Eine dieser Substanzen ist Aluminium, das für eine geballte Impfreaktion hineingemischt wird. Aluminium steckt auch in vielen Deos, wird jedoch mehr und mehr aus diesen verbannt, obwohl bisher wissenschaftlich nicht bewiesen werden konnte, dass der Stoff eine Demenz auslöst und schon in tiefen Konzentrationen nervenschädigend ist.

... und Fakten

Tatsache ist: Impfungen sind die wohl wirkungsvollste Methode zur Vermeidung von schweren, manchmal tödlich endenden Infektionskrankheiten. Starben vor einem halben Jahrhundert noch unglaubliche vier Millionen Menschen an Masern, waren es 2017 weltweit «nur» noch 110 000 Personen. Aufgrund der Impfskepsis haben sich aber Anfang 2019 die Ansteckungen mit Masern auch in der Schweiz wieder vervierfacht, obwohl die Krankheit beinahe ausgerottet war. Für einen kompletten Schutz der Bevölkerung ist eine Durchimpfrate von 95 Prozent oder höher notwendig, denn dann sind dank der sogenannten Herdenimmunität auch Nichtgeimpfte geschützt: Der Erreger kann sich gar nicht ausbreiten, weil ein Grossteil der Bevölkerung widerstandsfähig ist.

Ein paar weitere Fakten:
- Als bisher einzige Infektionskrankheit sind seit 1980 aufgrund flächendeckender Impfungen die Pocken ausgerottet. Bis 1967 starben jährlich noch zwei Millionen Menschen daran.
- Nach Angaben der Unicef (Kinderhilfswerk der Vereinten Nationen) könnten durch einfache Impfungen jährlich 2,5 Millionen Kinder gerettet respektive vom Tod verschont werden.
- Vor 100 Jahren starben in Deutschland noch knapp eine halbe Million Kinder an Diphtherie, einer entzündlichen Erkrankung der Luftwege mit bellendem Husten und Atemproblemen. Seit Einführung der Impfung gab es keine Todesfälle mehr.
- Bei den jährlichen Influenza-Wellen, der echten Grippe, verlieren weltweit bis zu einer halben Million Menschen ihr Leben. Gemäss einer Schätzung verhindern Impfungen jedes Jahr rund sechs Millionen Todesfälle.
- Bei älteren Personen nimmt der Impferfolg mit steigendem Alter ab. Neuimmunisierungen bringen schlechtere Ergebnisse als Auffrischimpfungen.
- Ein elektronischer Impfausweis ist jederzeit einsehbar und verhindert das Vergessen von Auffrischimpfungen.
- Und auch das muss gesagt sein: Keine Impfung garantiert einen 100-prozentigen Schutz vor einem Krankheitserreger.

INFO *Bedenken Sie beim Verzicht auf Impfungen gegen ansteckende Krankheiten: Wenn Sie erkranken (oder Ihr Kind), sind Sie im besten Fall eben krank und gesunden wieder. Sie könnten jedoch Personen anstecken, deren Immunsystem der Infektion nicht gewachsen ist und die deshalb schwere Nebenwirkungen erleiden. Sie schützen also mit Impfungen gegen ansteckende Krankheiten nicht nur sich selbst bzw. Ihr Kind, sondern auch andere Menschen. Und das gilt nicht nur innerhalb der Schweiz oder Europa. Angesichts der heutigen Reisetätigkeit sind Impfungen auch ein Akt der Solidarität mit Menschen in Ländern, deren Gesundheitssystem nicht so gut ist wie unseres und in denen daher die Gefahr, an den Folgen einer Infektion zu sterben, viel grösser ist.*

Gefährliche Keime: Starrkrampf, Masern und Kinderlähmung

Im Folgenden kommen einige der gefährlichsten Infektionskrankheiten zur Sprache; die Erwähnungen sind nicht abschliessend. Weitere Informationen und den schweizerischen Impfplan finden Sie unter www.bag.admin.ch → Gesund leben → Gesundheitsförderung & Prävention → Impfungen & Prophylaxe. Zur Grippeimpfung lesen Sie Seite 165.

Das BAG (Bundesamt für Gesundheit) empfiehlt eine kombinierte Dreifachimpfung **Masern-Mumps-Röteln** (MMR); die erste im Alter von 9 bis 12 Monaten, die zweite mit 12 bis 24 Monaten. Eine Nachimpfung ist bei nicht geschützten Personen in jedem Alter möglich, sogar wenn eine dieser drei Krankheiten bereits durchlaufen wurde.

INFO *Schwangere Frauen, die gegen MMR geimpft sind oder früher eine Maserninfektion überstanden haben, geben die Antikörper an das ungeborene Kind weiter. Der Säugling ist damit bis etwa zum neunten Lebensmonat vor einer Ansteckung geschützt.*

Masern ist eine alles andere als harmlose Erkrankung und kann fatale Komplikationen verursachen. Masern-Viren sind extrem ansteckend, weshalb die Kinderkrankheit vor Einführung der Schutzimpfung weitverbreitet war. Für gewöhnlich äussert sich die Krankheit mit Fieber und den charakteristischen Ausschlägen der Haut und der Wangenschleimhaut. Bei ungünstigen Verläufen drohen Lungenentzündungen, oder das Gehirn wird gar in Mitleidenschaft gezogen. Die Therapie ist wie bei allen viralen Infekten nur rein symptomatisch möglich.

> **INFO** *Weil in der Stadt Zürich zwei Studenten an Masern erkrankten, wurden im Frühjahr 2019 alle ungeimpften Kinder und Erwachsenen von der Schule respektive der Universität ausgeschlossen. Sie mussten sich nachimpfen lassen. Eine Impfung innerhalb von 72 Stunden nach einem Kontakt mit Masern-Viren kann einen Ausbruch der Infektion in vielen Fällen verhindern. Der Impfschutz hält bei den meisten, die vollständig geimpft sind (empfohlen sind zwei Dosen), ein Leben lang.*

Mumps (auch Ziegenpeter genannt), ebenfalls eine hochansteckende Virusinfektion, betrifft vor allem Kinder, weil aufgrund der hohen Durchseuchungsrate (oder einer erfolgten Impfung) nach dem 15. Lebensjahr über 90 Prozent der Bevölkerung immun sind. Bei einer Erkrankung ist nach der schmerzhaften, aber gutartigen Schwellung der Speicheldrüsen (Hamsterbacken) eine Hirnhautentzündung gefürchtet, die jedoch meist ohne Spätfolgen abheilt. Als seltene Komplikation können bei Erwachsenen eine Hoden- oder Eierstockentzündung und damit verbunden die Gefahr einer Sterilität auftreten.

Typisch für **Röteln** ist der Hautausschlag mit den hellroten Knötchen, der im Gesicht beginnt und sich über den ganzen Körper ausbreitet. Im Allgemeinen verheilt eine Rötelninfektion problemlos, sehr riskant ist jedoch die Ansteckung für werdende Mütter: Sie kann beim Fötus vor allem im ersten Schwangerschaftsdrittel schwere Organmissbildungen hervorrufen.

Europa gilt seit 2002 als frei von **Polio** (Poliomyelitis, Kinderlähmung). Dank dem flächendeckenden Einsatz der Polioimpfung in den 60er-Jahren ist die Krankheit weltweit beinahe ausgestorben. Nur noch in wenigen Gebieten tritt die Kinderlähmung endemisch auf (Nigeria, Afghanistan und Pakistan). Beim Befall des zentralen Nervensystems kommt es zu Hirnhautentzündungen mit bleibenden Lähmungen.

Eine Krankheit, die in etwa einem Drittel aller Fälle tödlich endet, ist **Tetanus** (Wundstarrkrampf). Ein kleiner Kratzer bei der Gartenarbeit kann zum Tode führen, wenn Clostridium-Bakterien, die überall in der Erde vorkommen, in die Wunde gelangen. Die stäbchenförmigen Keime rufen zunächst lediglich eine lokale Infektion hervor. In einem späteren Stadium treten Lähmungen auf, und der Patient wird steif wie ein Brett. Bei einem Befall der Atemmuskulatur droht Erstickungsgefahr. Als Prävention eignet sich nach der Grundimmunisierung im Säuglingsalter eine jeweils 10 bis 20 Jahre anhaltende Auffrischimpfung.

Tollwut gehört zu den Zoonosen, also zu den Infektionskrankheiten, die von Tieren auf den Menschen übertragen werden. Die zumeist durch eine tierische Bisswunde ausgelöste Viruserkrankung endet unbehandelt in der Regel tödlich.

In Europa ist die Tollwut nahezu ausgerottet – eine Gefahr sind Fledermäuse, auch in der Schweiz. Nehmen Sie also Fledermausbisse immer ernst und suchen Sie **umgehend** einen Arzt oder die Notaufnahme eines Spitals auf, damit die Krankheit gegebenenfalls abgewendet werden kann. Sind Sie auf Reisen in abgelegenen tollwutgefährdeten Gegenden unterwegs, in denen ein Arztbesuch innerhalb von 24 Stunden nach einem Biss nicht möglich ist, lassen Sie sich vorher impfen. Vermeiden Sie den Kontakt zu fremden Tieren – auch wenn Sie geimpft sind.

Ob Sie nun gegen Tollwut geimpft sind oder nicht: Nach einem Tierbiss immer sofort zum Arzt! Auch Geimpfte brauchen eine Nachbehandlung.

 INFO *Bei einem Tierbiss mit Verdacht auf Tollwut die Wunde sofort gründlich mit Kernseife und warmem Wasser auswaschen. Danach sofort ab zum Arzt!*

Die **Gürtelrose** (Herpes zoster) ist eine sehr spezielle Viruserkrankung. Bei einer Erstinfektion werden **wilde Blattern** (Windpocken, Varizellen) mit ihren typischen, weiträumig verstreuten Bläschen hervorgerufen. Die Krankheit ist äusserst ansteckend. Schwangere Frauen müssen sich besonders im ersten Schwangerschaftsdrittel vor einer Infektion hüten, weil es bei einer Erkrankung zu Missbildungen des Fötus kommen kann (siehe Seite 76).

Ist die Erkrankung nach gut einer Woche überstanden, nisten sich die Viren ein Leben lang in den regionalen Nervenbahnen ein. Bei einer Reaktivierung kommt es dann zur Gürtelrose (Herpes zoster). Als Ursachen für eine Reaktivierung werden ein geschwächtes Immunsystem, gewisse Medikamente und eine genetische Veranlagung vermutet. Im Bereich des befallenen Nervs breiten sich die Bläschen gürtelförmig auf der Haut aus.

Als schwerwiegende Komplikation können die Zoster-Viren das Auge befallen und bleibende Schäden hinterlassen oder gar zu Lähmungen führen.

Eine Windpockenimpfung schützt zwar gut vor Windpocken, aber nur unvollständig vor einer Gürtelrose, weil auch das Impfvirus sich im Körper versteckt. Ein seit Kurzem verfügbarer, höher dosierter Impfstoff gegen Herpes zoster kann das Risiko einer Reaktivierung um die Hälfte vermindern, und sollte dennoch eine Gürtelrose ausbrechen, verläuft sie wesentlich milder.

Bei **Hepatitis A** handelt es sich um eine Virusentzündung der Leber, auch Gelbsucht genannt, weil sich die Haut und die Bindehaut der Augen gelblich verfärben (Ikterus). Nach wenigen Wochen ist die Infektion über-

---

KLEINE ACHTBEINIGE BIESTER: ZECKEN

Zecken tragen gefährliche Krankheitsverursacher in sich; impfen kann man sich gegen die **Frühsommer-Meningoenzephalitis** (FSME, Hirnhaut- und Gehirnentzündung). Zecken sind unter 2000 Metern überall in der Schweiz anzutreffen. Die FSME kann man nur symptomatisch behandeln. Die Impfung wird demzufolge allen in der Schweiz lebenden Menschen empfohlen und von der Krankenkasse bezahlt.

Eine weitere durch Zecken weitergegebene Krankheit ist die **Borreliose**. Während sie für den Moment meist keine Beschwerden verursacht, kann sie sich unentdeckt und unbehandelt noch Jahre später in Gelenken und Nervensystem bemerkbar machen, mit zum Teil schwerwiegenden Folgen.

Tipps:
- Bildet sich um einen Zeckenstich herum ein sich rötender Kreis, der sich langsam ausbreitet (Wanderröte), gehen Sie unverzüglich zum Arzt. (Auch wenn Sie den Zeckenstich selber nicht bemerkt haben!) Denn die Borreliose wird von Bakterien verursacht und kann mit Antibiotika behandelt werden.
- Selbst wenn Sie eine Zeckenimpfung haben: Sie bietet keinen Schutz gegen die Borreliose. Deshalb gilt auch mit Impfung: Zeckenstiche am besten verhüten. Das gelingt mit gut deckender Kleidung, geschlossenen Schuhen und einem Repellent (Zeckenschutzmittel). Vorsicht vor allem in hohen Wiesen und an Waldrändern! Bei einem Stich die Zecke möglichst schnell mit einer (Zecken-)Pinzette direkt über der Haut fassen und sie langsam ziehend entfernen – ohne zu quetschen.

standen und hinterlässt eine lebenslange Immunität. Die magensaftresistenten Hepatitis-A-Viren liest man mit verunreinigtem Trinkwasser und ungekochten Speisen auf. Bei Reisen in Risikogebiete (v. a. Afrika und Asien) wird eine Schutzimpfung empfohlen, insofern man nicht schon bei einem früheren Kontakt Antikörper gebildet hat. Eine Kombinationsimpfung mit Hepatitis B ist möglich (siehe Seite 184).

Infektionen mit **Meningokokken** können sanft, grippeähnlich vorbeigehen oder in eine schwerwiegende Hirnhautentzündung ausufern. Über die Notwendigkeit einer Impfung, je nach Exposition und Situation, informiert Sie Ihr Hausarzt.

Die Impfung zur Verhinderung von schweren **Pneumokokken-Infektionen** (Lungen- und Hirnhautentzündung) wird Risikogruppen (Patienten mit bestimmten vorbestehenden Krankheiten) und Kindern unter fünf Jahren empfohlen.

HPV, Humane Papilloma-Viren, können Gebärmutterhalskrebs auslösen. Mehr dazu auf Seite 182.

Cholera ist eine bakterielle Durchfallerkrankung, zu der Sie auf Seite 169 mehr lesen.

Typhus wird durch Salmonellen ausgelöst, die in Eierspeisen und rohem Fleisch auf ein (Durchfall-)Opfer warten (siehe Seite 167). Die Impfung erfolgt mit abgeschwächten Lebendimpfstoffen und braucht ein paar Tage, bis sie ihre volle Wirksamkeit entfaltet.

In tropischen Ländern bescheren Mücken den Menschen gern **Gelbfieber-Viren.** Gelbsucht, Schüttelfrost und hohes Fieber charakterisieren diese potenziell tödliche Krankheit. Die Impfung ist für die Reise in manche Länder obligatorisch und verspricht einen lebenslangen Schutz. Obwohl die WHO (World Health Organization) 2013 bekanntgab, dass eine Auffrischimpfung nicht mehr nötig ist, verlangen gewisse Länder diese trotzdem.

Weitere Kombinationsimpfungen schützen Säuglinge und Kleinkinder vor Hustenanfällen bis zum Erbrechen (**Keuchhusten**), eitrigen Hirnhautentzündungen (**HiB, Haemophilus influenzae**) und Herz- und Leberschäden (**Diphterie**).

Derzeit sind Impfstoffe gegen **Hepatitis C, HIV, Ebola, Tuberkulose, Vogelgrippe** und **Malaria** sowie gegen Pilze und Parasiten in Erprobung, stehen aber noch nicht zur Verfügung bzw. sind noch nicht zur Anwendung zugelassen.

> **INFO** *Wer nicht weiss, gegen welche Krankheiten er geimpft ist oder wann eine Auffrischimpfung ansteht, erkundigt sich am besten bei der Hausärztin. Das Impfbüchlein, ein Bluttest und/oder die Aufzeichnungen in der persönlichen Krankengeschichte können diesbezüglich Klarheit verschaffen.*

Organtransplantationen

Das menschliche Immunsystem akzeptiert keine fremden Zellen oder Organe, mit Ausnahme des Fötus in der Schwangerschaft (siehe Seite 54). Wird ein Organ transplantiert, beispielsweise eine Niere, identifiziert das Defensivsystem dieses als Fremdkörper und fährt die Abwehr hoch. Sind der Spender und der Empfänger ein und dieselbe Person, erfolgt keine Abstossung. Auch Transplantationen zwischen eineiigen Zwillingen sind problemlos. Sind Spender und Empfänger jedoch genetisch verschieden, kommt es zu einer Abstossungsreaktion. Deren Heftigkeit hängt davon ab, wie stark die genetischen Informationen voneinander abweichen. Potenziell gute Spender sind Geschwister oder nahe Verwandte. Grosse Abweichungen wie auch Transplantationen von Organen einer anderen Spezies, z. B. vom Schwein auf den Menschen, führen unweigerlich zu vehementen Abstossungsreaktionen. Eine solche kann innerhalb weniger Tage, nach ein paar Wochen oder aber erst nach Jahren erfolgen.

Damit das Transplantat nicht abgestossen wird, braucht es eine immunsuppressive (immununterdrückende) Therapie (siehe Seite 109). Sie muss lebenslang durchgeführt werden und ist mit Nebenwirkungen verbunden. Weil durch eine solche Behandlung das Immunsystem als Ganzes entkräftet wird, treten gehäuft Infektionen oder auch schwerere Erkrankungen auf.

> **INFO** *Im Gegensatz zur Transplantation von ganzen tierischen Organen ist die Verpflanzung von Herzklappen des Schweins weniger problematisch. Vor der Transplantation wird sämtliches tierisches Gewebe entfernt, und es kommen spezielle Konservierungsverfahren zum Einsatz, die eine Abstossungsreaktion verhindern. Der Nachteil von Schweineklappen ist ihre begrenzte Haltbarkeit: Nach spätestens 15 Jahren müssen sie ausgewechselt werden.*

Knochenmark- oder Stammzelltransplantationen

Knochenmark- oder Stammzelltransplantationen sind sehr risikobehaftet; sie werden vorzugsweise bei Leukämien und Blutarmuterkrankungen angewendet. Zuerst muss ein geeigneter Spender gefunden werden, damit die genetischen Merkmale zwischen Spender und Empfänger möglichst übereinstimmen. Dann wird das restliche blutbildende System des Patienten mit Chemo- und Radiotherapie zerstört, damit die fremden Stammzellen, die aus dem Knochenmark des Spenders entnommen und auf den Patienten übertragen werden, nicht gleich wieder abgestossen werden. Ein weiteres Problem stellen die Abwehrstammzellen des Spenders dar, die bei der Transplantation quasi mitkommen. Diese können ihrerseits den Organismus des Empfängers als fremd erkennen und ihn attackieren.

Hauttransplantation

Die Hauttransplantation ist eine Technik zur Abdeckung von defekten Hautarealen, wie sie typischerweise nach ausgedehnten Verbrennungen oder nach dem Herausschneiden von grösseren Tumoren angewendet wird. Weil die Wundränder aufgrund des ausgedehnten Defektes nicht mehr zusammenpassen, muss ein Transplantat die lädierte Hautfläche bedecken und verschliessen. Wird ein Hautlappen desselben Patienten verwendet, entfällt eine immunologische Abstossungsreaktion. Wird indessen ein Stück Haut von einer anderen Person verpflanzt, braucht es wiederum eine immunsuppressive Behandlung.

> **INFO** *Neue Transplantationsverfahren (Eigenhaut und Kunsthaut) sind im Kommen. Am Kinderspital Zürich züchten Forscher aus einzelnen menschlichen Hautzellen zehn mal zehn Zentimeter grosse Hautstücke und verpflanzen diese mit Erfolg. In Deutschland gelangen erste Versuche mit modernsten 3D-Druckern; es konnten bereits kleine Hautstreifen mit künstlichen, verzweigten Adern hergestellt werden. Schon bald wird sich aus Stammzellen eine vollständige, mit allen notwendigen Haut- und Rezeptorzellen bepackte, biokompatible Vollhaut kultivieren lassen.*

Bluttransfusionen

Bei Bluttransfusionen muss auf die Vereinbarkeit der Blutgruppen zwischen Spenderin und Empfängerin geachtet werden. Schwimmen im Blut der Empfängerin Antikörper gegen das Spenderblut, kommt es zu einer Blutzersetzung.

Neben den Blutgruppen muss bei einer Bluttransfusion auch das Rhesussystem (Rh) berücksichtigt werden. Der Rhesusfaktor ist ein zusätzliches Antigen auf den roten Blutkörperchen.

Mehr Informationen zu Blutgruppen und Rhesusfaktoren finden Sie auf Seite 24.

Medikamente, die das Immunsystem beeinträchtigen

Es gibt zahlreiche Medikamente, die das Immunsystem beeinflussen bzw. in Mitleidenschaft ziehen. Sie haben teils heftige Nebenwirkungen, doch sind sie im Kampf gegen schwere Erkrankungen oftmals das kleinere Übel.

Antibiotika sind eine eigene Kategorie, die auf Seite 96 besprochen wurde.

Immunsuppressiva

Nach Organtransplantationen werden zur Vermeidung von Abstossungsreaktionen sogenannte Immunsuppressiva verordnet. Sie sollen die Abwehr drosseln oder gar unterdrücken und verhindern, dass ein fremdes Organ abgestossen wird. Leider haben dadurch auch Tumoren leichteres Spiel. So haben zum Beispiel Kinder, die ein Organ eingepflanzt bekommen, ein 200-mal grösseres Risiko, an Lymphdrüsenkrebs zu erkranken.

Immunsuppressiva verhalten sich u. a. antientzündlich, setzen Makrophagen ausser Gefecht und reduzieren die Ausschüttung von Antikörpern. Sie werden daher auch zur Behandlung von Autoimmunerkrankungen verwendet.

- **Kortison.** Das körpereigene, in der Nebenniere produzierte Cortisol und das ähnlich wirkende Medikament Kortison gehören zu den Hormonen (Glukokortikoid-Hormone), die den Energiestoffwechsel steuern (Blutzucker, Fettmobilisierung) und gleichzeitig einen starken entzündungsunterdrückenden Effekt haben.

  Glukokortikoide hemmen die Zellen des lymphatischen Systems. Langfristige therapeutische Anwendungen sind mit zahlreichen Nebenwirkungen verbunden (Muskel- und Knochenschwund, Unterdrückung von Immunreaktionen, Gewebeschwund der Haut, Blutzuckeranstieg, Augenerkrankungen etc.). Eine kurzfristige Gabe ist demgegenüber unproblematisch.

- **Zytostatika** sind Arzneistoffe gegen Krebserkrankungen. Sie hemmen gleichzeitig die Immunzellen, weil sie die Zellteilung (nicht nur von Tumorzellen) verhindern. Eine Chemotherapie mit Zytostatika beeinflusst die sich besonders rasch vermehrenden Krebszellen, aber leider auch alle normal heranwachsenden Zellen. Deshalb sind vorübergehend die Stammzellen im Knochenmark (Blutarmut und erhöhte Infektanfälligkeit) wie auch die Haarfollikel (Haarausfall) betroffen.

Lifestyle

Dem Körper Sorge zu tragen zahlt sich kurz- wie langfristig aus. Doch was bringen vitalstoffhaltige Nahrungsmittel, Superfoods und Fitnessstudios wirklich? Wie viel Hygiene ist sinnvoll? Wieso haben der Darm und seine Bewohner einen entscheidenden Einfluss auf Psyche und Abwehr? Die Antworten liefert das folgende Kapitel.

Die Errungenschaften der modernen Medizin sind das eine, ein gesunder Lebensstil das andere. Hier gibt es wesentlich mehr Einflussmöglichkeiten, auch wenn dies selbstverständlich kein ewiges Leben in dauerhafter Gesundheit garantiert. Schädliches zu lassen und Förderliches zu tun kann aber zweifelsohne zu einer besseren Widerstandsfähigkeit beitragen und die Wahrscheinlichkeit für ein beschwerdefreieres Altern erhöhen.

Ernährung und Fitness

Eine gesunde Ernährung und genügend Bewegung sind vermutlich die wichtigsten Massnahmen, mit denen wir tagtäglich auf unser Abwehrsystem Einfluss nehmen können.

Ein starkes Immunsystem ist auf eine abwechslungsreiche Ernährung mit viel pflanzlicher Kost angewiesen. Obwohl die Liste der Nährstoffe, die wir brauchen, für alle gleich aussieht, ist der Bedarf von Individuum zu Individuum verschieden. Je nach Lebensweise, Umwelt, Geschlecht und Alter benötigt jede Person ihre individuellen Mengen an Makro- und Mikronährstoffen. Gleichwohl gibt es ein paar Richtlinien, die für alle gelten.

Nachschub für die Verteidigung
Zunächst einmal braucht es eine ausgewogene Zufuhr von **Makronährstoffen**. Darunter sind Eiweiss, Fett und Kohlenhydrate zu verstehen. Ideal sind:
- 15 bis 20 Prozent Eiweisse (Proteine): wenig Fleisch, stattdessen Fisch, Milchprodukte, Hülsenfrüchte (Erbsen, Bohnen, Linsen), Eier und Nüsse
- maximal 30 Prozent Fette: vorzugsweise mehrfach ungesättigte Fettsäuren (pflanzliche Öle, Fisch) anstelle von übermässig viel tierischen Fetten
- 50 bis 60 Prozent Kohlenhydrate: Vollkorngetreide, Teigwaren, Kartoffeln, Gemüse und Früchte

Beachten Sie speziell Folgendes:
- Zu viele gesättigte Fettsäuren, wie sie vor allem in tierischen Nahrungsmitteln zu finden sind, begünstigen Zivilisationskrankheiten: Übergewicht, Krebs- und Herz-Kreislauf-Erkrankungen, Schlaganfälle und Diabetes.
- Eine Unterversorgung mit Proteinen trägt zum Fortschreiten der alterungsbedingten Immunschwäche bei (Immunoseneszenz, siehe Seite 60).
- Die «schlechten» Kohlenhydrate (etwa Weissmehlprodukte, Zucker, Pizza, Pommes, Süssgetränke), die den Blutzucker schnell in die Höhe treiben, provozieren Übergewicht und Diabetes. Beides untergräbt die Abwehr (siehe Seite 128).

Ebenso wichtig für ein robustes Immunsystem sind die **Mikronährstoffe** (auch Vitalstoffe genannt). Dabei handelt es sich um Vitamine, Mineralstoffe und Spurenelemente.

Vitamine

Vitamine sind essenzielle Nährstoffe, das heisst, der menschliche Organismus kann sie selbst nicht bilden, sie müssen ihm zugeführt werden. Eine Ausnahme stellt Vitamin D dar, das bei ausreichend Sonneneinstrahlung in der Haut hergestellt wird.

 INFO *Alle Vitamine haben Auswirkungen auf das Immunsystem, weil sie Einfluss auf das Zellwachstum haben.*

Man unterscheidet zwischen wasser- und fettlöslichen Vitaminen. Die wasserlöslichen Vitamine können im Körper nicht oder kaum gespeichert werden, weil sie andauernd mit dem Urin wieder ausgeschieden werden. Es braucht daher eine kontinuierliche Zufuhr. Im Gegensatz zu den wasserlöslichen Vitaminen können die fettlöslichen (A, D, E und K) bei einem Überangebot nicht einfach über die Nieren wieder eliminiert werden, sondern sammeln sich im Fettgewebe des Körpers an.

Zahlreiche Vitamine tragen zu einem gut funktionierenden Abwehrsystem bei, in erster Linie die Vitamine A, C, D und E.

- Das für den Sehvorgang, die Haut und das Zellwachstum bedeutsame **Vitamin A** ist auch für das Immunsystem unerlässlich. Indem es die Haut und die Schleimhäute gesund erhält, sorgt es für die Aufrechterhaltung dieser Barrieren gegen Krankheitserreger. Vitamin A steigert die Anzahl und Effizienz der Abwehrzellen (Granulozyten, Makrophagen, Killer- und B-Zellen). Ein Mangel lässt das Infektionsrisiko ansteigen.

  Bei einer ausgewogenen Ernährung kommt erfahrungsgemäss kein Vitamin-A-Mangel vor.

  Quellen: Leber, Eigelb, Rüebli, Spinat, Süsskartoffeln und Aprikosen. Geringer Gehalt in Fischen und Milchprodukten

- **Vitamin C** (Ascorbinsäure) ist wasserlöslich und ein wichtiges Antioxidans, das die schädlichen Sauerstoffradikale inaktiviert (siehe Info nebenan). Für den Stoffwechsel einer Immunzelle ist Vitamin C unentbehrlich. Bereits ein leichter Vitamin-C-Mangel bringt eine verminderte Antikörperproduktion mit sich.

  Raucher brauchen im Vergleich zu Nichtrauchern das Zwei- bis Dreifache an Vitamin C, weil für die Entgiftung mehr Ascorbinsäure verbraucht wird. Hitze und Licht inaktivieren Vitamin C, weshalb Tiefkühlgemüse oft einen höheren Vitamingehalt hat als frisch gelagerte Lebensmittel.

Quellen: beinahe alle Obst- und Gemüsesorten, insbesondere Kiwi, Passionsfrucht, Zitrusfrüchte, Beeren, Granatapfel, Broccoli, Grün- und Blumenkohl, Tomaten, Peperoni und Spinat

INFO *Tagtäglich entstehen als Abbauprodukte des natürlichen Stoffwechsels sogenannte Sauerstoffradikale. Diese freien Radikale sind äusserst schädlich und können gesunde Zellen zerstören. Der Körper schützt sich dagegen mit neutralisierenden Antioxidanzien und profitiert mit zunehmendem Alter von einer Zufuhr von aussen, weil die körpereigenen Radikalfänger allmählich versiegen (mehr dazu auf Seite 161).*

IMMUN-KICK

Viele Studien bescheinigen Vitamin C eine infektvorbeugende Wirkung, weshalb man bei Erkältungen kurzfristig 1000 mg täglich schlucken kann. Aber Vorsicht! Eine chronische Einnahme von über drei Gramm Vitamin C pro Tag kann zu Nierensteinen führen.

- **Vitamin D** ist ein antioxidatives und entzündungshemmendes Vitamin; es spielt eine wichtige Rolle in der Knochenbildung und für das Immunsystem. Als Schlüsselvitamin der Defensive hat es eine Vielzahl von direkten wie auch indirekten Einflüssen: Es fördert die Differenzierung von Monozyten zu Fresszellen und die Ausschüttung von antimikrobiellen Substanzen (Zytokine, siehe Seite 157). Daneben wirkt es ausgleichend bei Autoimmunprozessen (siehe Seite 84).

Ein Aufenthalt von 15 bis 30 Minuten bei Tageslicht im Freien genügt, um den Vitamin-D-Bedarf zu decken. Im Winter reicht die Eigenproduktion in der Haut häufig nicht aus (siehe Seite 147). Ein Vitamin-D-Mangel kann zu Knochenschwund führen und wird mit einem erhöhten Krebsrisiko in Verbindung gebracht (Darm-, Prostata-, Brust- und Lungenkrebs).

Quellen: Fetthaltiger Fisch, Kalbfleisch, Butter und Milchprodukte, Eier, Pilze, Avocados und Käse. Nahrung ist eine schlechte Quelle für Vitamin D, weshalb eine kontrollierte Supplementierung im Winter oder bei nachgewiesenem Mangel zweckmässig sein kann.

- **Vitamin E** wirkt entzündungshemmend und ist ein bedeutendes Antioxidans. Es senkt das schlechte, die Gefässe verkalkende Cholesterin (LDL-Cholesterin) und ist zwingend erforderlich für normal ablaufende Immunantworten.
  Quellen: in hohen Konzentrationen in pflanzlichen Ölen; Nüsse, Gemüse (Spargel, Bohnen, Tomaten), Butter, Eier, Getreide und Fisch

 INFO *Ein positiver Effekt durch die zusätzliche Einnahme von Vitamin-E-Präparaten ist nur bei einem Defizit nachgewiesen (z. B. alte Menschen und lang dauernde, fettreduzierte Diät).*

Mineralstoffe und Spurenelemente
Selbstverständlich sind grundsätzlich alle Spurenelemente und Mineralstoffe wichtig für das Zellwachstum. Besondere Bedeutung für das Immunsystem haben namentlich Zink, Eisen, Selen, Kupfer und Kalzium.

- **Zink** ist an vielen Stoffwechselvorgängen des Verteidigungssystems beteiligt und in einer normalen Mischkost ausreichend vorhanden. Das Spurenelement schützt vor oxidativem Stress und ist für die schnell wachsenden Zellen des Immunsystems unabdingbar. Ein Mehrbedarf besteht in der Schwangerschaft und bei anhaltendem Stress.
  Fehlt Zink in der Nahrung, ist die Zahl der Abwehrzellen verknappt, und die immunologische Leistungsfähigkeit ist gedämpft.
  Über 50 Prozent aller älteren Menschen leiden früher oder später unter einem Zinkmangel. Die Folgen sind eine verzögerte Wundheilung und eine erhöhte Neigung zu Infektionen. Im Kleinkindesalter behindert ein Zinkdefizit die ordentliche Entwicklung des Immunsystems und das körperliche Wachstum. Die Bioverfügbarkeit von Zink aus tierischen Produkten ist besonders gut, weshalb strenge Vegetarierinnen und Veganer auf ihre Zinkzufuhr achten müssen.
  Quellen: Austern, Mohnsamen, Sonnenblumenkerne, Leber, Meeresfrüchte, Rind- und Kalbfleisch, Milchprodukte (Käse) und Nüsse

IMMUN-KICK

Zink wirkt ausgleichend auf das Immunsystem. Es kann als Immunmodulator zur Verminderung von Dauer und Schweregrad einer Erkältung (zusammen mit Vitamin C und E, siehe Seite 164) eingenommen werden.

- **Eisen** braucht es für die Blutbildung, für heranwachsende Zellen und die Energiebereitstellung.
  Mangelerscheinungen erzeugen Blutarmut und eine erhöhte Infektanfälligkeit. Zu hohe wie auch zu tiefe Eisenwerte haben einen negativen Einfluss auf das Immunsystem.
  Quellen: Rindfleisch, Fisch, Geflügel, Getreide, Körner, Eier, Kohl Zitrusfrüchte, Tomaten und Milch

- **Selen** wirkt antioxidativ und somit zellschützend. Es hilft bei der Entgiftung von toxischen Schwermetallen (Quecksilber) und harmonisiert das Immunsystem. Ein Mangel führt zu gestörten Abwehrreaktionen und zu einer Anfälligkeit gegenüber bestimmten Krebsarten (Prostata).
  Quellen: Fleisch, Fisch, Eier, Zerealien, Erbsen und Linsen, Spargeln, Eier, Soja, Sonnenblumenkerne und Nüsse (besonders Paranüsse). Die Schweizer Böden sind selenarm, weshalb lokale Gemüse unterschiedliche, meist zu geringe Konzentrationen dieses Spurenelementes aufweisen und die Versorgung nicht optimal ist.

- **Kupfer** ist an der Blut- und Neurotransmitterbildung beteiligt. Ein Mangel äussert sich in einem Defizit an roten und weissen Blutzellen.
  Quellen: Nüsse, Samen, Hülsenfrüchte, Fleisch und Getreideprodukte, geringer Gehalt in Gemüse und Früchten

- Der Mineralstoff **Kalzium** hat eine enge Beziehung zum immunologischen Supervitamin D. Er ist fundamental für alle Körperzellen und den Knochenstoffwechsel. Mangelerscheinungen zeigen sich in Form von Knochenbrüchen (Osteoporose) und Muskelkrämpfen.
  Quellen: Milchprodukte (Vollmilch, Käse), Feigen, Linsen, Kohl, Petersilie, Bohnen, Broccoli und Spinat

> **INFO** *Die Bestandteile pflanzlicher Lebensmittel haben in der Regel einen abnehmenden Kalziumgehalt in dieser Reihenfolge: Blätter, Stiel, Wurzeln und Samen.*

Sekundäre Pflanzeninhaltsstoffe

Die sekundären Pflanzeninhaltsstoffe zählen im weiteren Sinn ebenfalls zu den Vitalstoffen. Man kennt Zehntausende (Polyphenole, Flavonoide, Anthocyane, Phytoöstrogene, Alkaloide, Carotinoide etc.); sie dienen den Pflanzen als Defensive gegen Schädlinge, Frass und zerstörerische Umwelteinflüsse. Beim Menschen haben sie nachweislich gesundheitsfördernde Eigenschaften und unterstützen das Verteidigungssystem, weil sie das Wachstum von Krankheitserregern unterbinden, also antiviral und antibakteriell wirken. Überdies sind sie entzündungshemmend und antioxidativ. Phytoöstrogene imitieren natürliche Östrogene und haben dementsprechende Effekte auf das Immunsystem (siehe Seite 58).

Ballaststoffe

Darunter versteht man die unverdaubaren, fasrigen Nahrungsbestandteile; sie wirken sich vorteilhaft auf die Abwehr aus, regen die Verdauung an und optimieren die Darmflora (siehe Seite 148).

Superfood! Supergut?

Superfood soll zu Gesundheit, Kraft und Wohlbefinden verhelfen. Es soll optimal sein für Herz und Hirn, nebenbei Krebs verhindern, die Falten zum Verschwinden bringen, die Abwehr stärken und wenn möglich noch die Potenz steigern. Alles klar? Viele Lebensmittel werden mit Superlativen angepriesen, doch halten nur wenige den Versprechungen stand.

> **INFO** *Die Redewendung «Stärkung des Immunsystems» wird oft in der Werbung missbraucht. Gemäss neuesten Richtlinien darf diese Aussage nur noch gemacht werden, wenn wissenschaftlich erbrachte Beweise für eine Wirksamkeit vorliegen.*

Açaí, Chia, Quinoa und Amarant – die in unseren Breitengraden bis vor Kurzem unbekannten Lebensmittel sind gefragt wie nie zuvor. Die verheissungsvollen Angaben stammen gewöhnlich von den Anbietern und sind wissenschaftlich nicht belegt.

Aber wieso denn in die Ferne schweifen? Experten raten nicht nur aus ökologischen Gründen dazu, einheimische Gemüse und Früchte zu berücksichtigen. Auch bei uns wachsen nämlich zahlreiche Superfoods! Dazu gehören Broccoli und andere Kohlsorten, grüne Gemüse wie Spinat und Salate, Wurzelgemüse (Rüebli, Sellerie, Kohlrabi, Rettich etc.), frische Kräuter, Beeren und Nüsse, daneben in Vergessenheit geratene Gemüsesorten wie die Petersilienwurzel und Pastinaken. Anstelle von exotischen Açaíbeeren tun es schlicht auch Brombeeren, und statt Chiasamen eignen sich genauso gut Leinsamen. Nachfolgend eine Auswahl an einheimischen und exotischen Superfood-Nahrungsmitteln.

Superfoods von hier

- **Einheimische Beeren.** Sie sind wahre Nährstoffbomben und eine gute Alternative zu weit entfernt angebauten und eingeflogenen Esswaren. Ob Brombeeren, Heidelbeeren, rote und schwarze Johannisbeeren, Himbeeren, Erdbeeren, Stachelbeeren, Preiselbeeren oder ihre nahen Verwandten, die etwas grösseren Cranberrys – sie alle enthalten viele Vitalstoffe (Vitamine, Mineralstoffe und Spurenelemente), Ballaststoffe, potente Antioxidanzien und wertvolle sekundäre Pflanzenstoffe. Am besten geniessen Sie sie frisch und saisonal, aber auch tiefgefrorene Beeren sind gesund und voller Nährstoffe. Cranberrys besitzen zusätzlich Stoffe, die gegen Bakterien helfen, und werden deshalb als natürliches Heilmittel bei Blasenentzündungen empfohlen. Heidelbeeren sind mit mehr Antioxidanzien angereichert als die viel gelobten Açaíbeeren.
- **Grüne Gemüse.** Die grandiosen Lebensmittel waren für unsere Urahnen nicht umsonst die Hauptnahrungsmittel, denn sie enthalten praktisch alle lebensnotwendigen Nähr- und Ballaststoffe. Nur ganz wenige Substanzen sind darin nicht oder unzureichend zu finden; dazu gehört das Vitamin B_{12} (siehe Info auf der nächsten Seite). Chlorophyll, das den Pflanzen die grüne Farbe verleiht, hat ausser antioxidativen und entzündungshemmenden Effekten einen positiven Einfluss auf die Wundheilung. Alle Erhitzungs- beziehungsweise Kochvorgänge führen zu einem signifikanten Verlust des Chlorophylls.
- **Kreuzblütengewächse.** Die zu dieser Familie gehörenden Pflanzen unterstützen Entgiftungsenzyme und schützen die Zellen vor verfrühtem

Untergang. Dazu gehören alle Kohlgemüse wie Rot-, Weiss-, Grün-, Blumen-, Feder- und Rosenkohl, Broccoli, Kohlrabi, ferner Rucola, Senfsamen, Meerrettich und Radieschen. Sauerkraut beinhaltet dank der Fermentierung zusätzlich probiotische Kulturen, die sich positiv auf das Verdauungssystem auswirken.

> **INFO** *Vitamin B_{12} wird im Dünndarm aus der Nahrung aufgenommen oder aber erst später im Dickdarm, am Ende des Verdauungsschlauches, von Bakterien hergestellt und unverwertet mit dem Stuhl ausgeschieden. Das Vitamin ist fundamental für alle schnell wachsenden Zellstrukturen, darunter die des Immunsystems. Veganer und Veganerinnen kommen nach zwei bis drei Jahren, wenn der Speicher in der Leber geleert ist, in einen Mangelzustand. Vitamin-B_{12}-angereicherte Sojamilch hilft dagegen. Oder das Vitamin muss vom Hausarzt regelmässig gespritzt werden. Vegane Tiere fressen übrigens ihren Stuhl (Koprophagie), um zu ihrem Vitamin B_{12} zu kommen...*

- **Kräuter.** Mehr würzen als salzen! Die Heilwirkung vieler Kräuter ist seit der Antike bekannt. Oregano, Petersilie, Koriander, Basilikum, Bärlauch, Dill und viele andere frische Gewürzpflanzen enthalten enorm viele sekundäre Pflanzeninhaltsstoffe, die antioxidativ und antiinflammatorisch wirken und somit stumme Entzündungen mindern (siehe Seite 162).

- **Leinsamen.** Flachs, aus dem die Leinsamen gewonnen werden, ist eine der ältesten Kulturpflanzen. Nicht nur das Omega-3-haltige Leinöl ist begehrt, früher waren es noch viel mehr die Fasern der Pflanze, die zur Herstellung von Kleidern und Körben verwendet wurden. Geschrotete Leinsamen dienen zusammen mit genügend Flüssigkeit als Quellmittel und fördern einen regelmässigen Stuhlgang.

> **TIPP** *Leinöl nur in kleinen Mengen kaufen, weil es schnell ranzig wird.*

> **INFO** *Omega-3 ist eine der gesündesten mehrfach ungesättigten Fettsäuren. Sie wirkt entzündungshemmend und ist nützlich gegen zahlreiche Zivilisationskrankheiten. In letzter Zeit sind Omega-3-*

Fischölkapseln in Verruf gekommen. Einige Studien behaupteten, dass die Kapseln nutzlos seien. Omega-3-Kapseln sind jedoch erwiesenermassen gesundheitsfördernd. In all den kritischen Studien wurde Omega-3 unterdosiert, insbesondere die wertvolle EPA (Eicosapentaensäure). Entscheidend bei einer Supplementierung ist, dass man täglich mindestens ein Gramm Omega-3 zu sich nimmt und nur Fischölkapseln bester Qualität berücksichtigt. Riechen aufgeschnittene Kapseln ranzig, sind sie schlecht und ungeniessbar. Omega-3 ist natürlicherweise enthalten in Baumnüssen, Rapsöl, Soja und Meeresfischen.

- **Nüsse.** Theoretisch sind alle Nüsse Samen; aus ihnen kann eine neue Pflanze heranwachsen. Täglich eine Handvoll gemischte Nüsse – das sind 20 bis 30 Gramm – ist gut für Körper und Geist. Wiederholter Nuss- und Kernekonsum verringert das Risiko für Herz-Kreislauf- und Krebserkrankungen: möglichst abwechselnd Sonnenblumen- und Kürbiskerne (sind gut für die Prostata!), Mandeln, Baumnüsse, Pistazien, Haselnüsse und die Königin der Nüsse, die Macadamianuss. Macadamianüsse bestehen zu über 70 Prozent aus Fett und sind demzufolge regelrechte Kalorienbomben. Unter der harten Schale steckt eine aromatische Nuss mit zart-buttrigem Geschmack. Grösstenteils enthalten Macadamianüsse ungesättigte Fettsäuren, viele Vitamine und Mineralstoffe.

    Vorsicht: Für Katzen und Hunde sind Macadamianüsse giftig. Sie verursachen vorübergehend Muskelzuckungen und Lähmungen.

- **Trauben.** In den Kernen und in der Haut von Trauben sind OPC (Oligomere Proanthocyanidine) und das viel gepriesene Resveratrol enthalten. Beide wirken hochgradig antioxidativ, sie unterstützen die körpereigenen Antioxidanzien, die mit zunehmendem Alter versiegen (Melatonin, Glutathion, Coenzym Q10 etc.). OPC nähren die elastischen Fasern der Haut und der Gefässe und beschleunigen die Wundheilung. Resveratrol ist zudem zellschützend; es stimuliert ein Enzym, das die Zellreparatur aktiviert.

- **Weizengras, Gerstengras.** Die Gräserkeimlinge sollen mit ihrer hohen, ausgewogenen Nährstoffdichte das Immunsystem stärken und die

Verdauung anregen. Gerstengras verhält sich basisch und wirkt einer Übersäuerung entgegen. Wissenschaftlich ist seine Bedeutung als Immun-Booster noch nicht nachgewiesen, hingegen unterstützt es die Darmschleimhaut in ihrer Funktion als Immunbarriere mit essenziellen Nährstoffen und füttert das intestinale Mikrobiom (siehe Seite 148). Die Gräser pur zu verspeisen ist nicht sehr bekömmlich; sie schmecken in Form von Säften oder Pulver besser (erhältlich im Reformhaus).

- **Wildpflanzen.** Sie werden unterschätzt und landen viel zu selten auf dem Teller: Löwenzahn, Brennnessel, Bärlauch und Wiesenklee galten in antiken Zeiten als Heilpflanzen. Wissenschaftlich belegt ist die harntreibende Wirkung von Brennnessel bei Harnwegsinfektionen und Nierenproblemen.

    Wildpflanzen haben dank der vielen kräftigen ätherischen Öle ein intensiveres Aroma und eine höhere Konzentration an natürlichen Komponenten.

    Vorsicht: Wer Wildpflanzen sammelt, sollte diese gut kennen und sich ihrer Wirkungen und Nebenwirkungen bewusst sein. Auch empfiehlt es sich nicht, die Kräuter direkt neben der Hundepromenade zu sammeln ...

> **INFO** *Werden Schweine artgerecht gehalten, kann man ihr Fleisch durchaus zu den speziell nährreichen Nahrungsmitteln zählen. Es liefert wichtige Vitamine und Mineralstoffe. Die in besonders grossen Mengen vorkommenden B-Vitamine sind essenziell für den Energiestoffwechsel und von wesentlicher Bedeutung für die Abwehr. Zink fördert die Wundheilung und gewährleistet ein gut funktionierendes Immunsystem. Das im Schweinefleisch ebenfalls reichlich vorkommende Selen entgiftet und verpflegt die Abwehrzellen. Die Proteine liefern Energie, die Fette dienen als Polster und natürliche Geschmacksverstärker.*

Exotische Superfoods

- **Açaí.** Açaí, Assai ausgesprochen, sind die dunkelrot bis schwarzen Beerenfrüchte eines südamerikanischen Palmengewächses. Sie beinhalten ein Gemisch von vorteilhaften Antioxidantien, Vitaminen und Mineralstoffen.

Die im brasilianischen Amazonasgebiet beliebte Frucht ist reich an Proteinen und Ballaststoffen. Sie wirkt entzündungshemmend; ausserdem attestieren ihr japanische Forscher positive Effekte bei allergischen Reaktionen, weil sie die Aktivierung der Mastzellen hemmt.

- **Aroniabeeren.** Sie enthalten viele Vitamine, Antioxidanzien und eine hohe Konzentration an sekundären Pflanzeninhaltsstoffen, u. a. Anthocyane; das sind Pflanzenfarbstoffe, die antioxidativ und entzündungshemmend wirken. Die ursprünglich aus Nordamerika stammenden Beeren schmecken sehr sauer und herb, deshalb besser als Tee, Saft oder Fruchtquark geniessen.

Ob die «Power-Beere» das Immunsystem wirklich stärkt und den Blutdruck senkt, ist bisher nicht erwiesen. Hier fehlen ganz einfach noch verlässliche Langzeitstudien. Heimische Beeren sind eine gute Alternative, weil sie besser erforscht sind und gleichwertig viele Nährstoffe und sekundäre Pflanzeninhaltsstoffe aufweisen. Zudem sind Aroniabeeren teuer und nicht ungefährlich, weil sie giftige Blausäure enthalten. Der Verzehr von kleinen Mengen roher oder getrockneter Beeren ist jedoch unbedenklich.

«Wer nicht geniesst, ist ungeniessbar.»
(Konstantin Wecker, *1947, deutscher Musiker, Schauspieler und Autor)

- **Avocados.** Sie sind wegen ihres nussigen Geschmacks beliebt und tatsächlich auch sehr gesund. Sie enthalten viele ungesättigte Fettsäuren, Mineralstoffe sowie Vitamine, unter anderen Vitamin E und B_6, die beide an der Bildung von Immun- und Fresszellen beteiligt sind. Aufgrund des hohen Fettanteils, allerdings mehrheitlich vorteilhafte ungesättigte Fettsäuren, haben sie reichlich Kalorien.

Eine kanadische Studie behauptet, dass ein Bestandteil der Avocado (Avocatin B) imstande ist, Leukämiezellen anzugreifen; andere Studien versichern, dass eine Avocado am Tag bei der Gewichtsreduktion hilft und den Cholesterinspiegel senkt.

Allerdings haben Avocados leider eine schlechte Ökobilanz (siehe Seite 190).

- **Chiasamen.** Die aus Südamerika stammenden, geschmacksarmen Samen sollen schon den Mayas Kraft und Gesundheit verliehen haben. In

Europa bis vor wenigen Jahren ausschliesslich als Tierfutter verwendet, sind Chiasamen heute aus trendigen Müesli und Smoothies nicht mehr wegzudenken. Noch gibt es keine seriösen Studien, die nachweisen, dass sie das Abnehmen erleichtern und das Immunsystem stärken, wie gerne behauptet wird. Hingegen trifft es zu, dass sie voller Omega-Fettsäuren und Antioxidanzien sind. Das gute Quellverhalten verspricht ein schnelles und anhaltendes Sättigungsgefühl, was beim Abnehmen helfen kann. Die etwas glibberig-schleimige Konsistenz von eingeweichten Chiasamen (sie können ihr Volumen verzehnfachen!) ist gewöhnungsbedürftig. Die Samen roh zu essen ist nicht empfehlenswert, denn dann quellen sie im Magen auf. Es reicht, einen Teelöffel ins Müesli oder in ein Joghurt zu geben.

Vorsicht: Chiasamen können schon ab 15 Gramm täglich die Wirkung von Blutverdünnern und Bluthochdruckmitteln verstärken.

- **Chili.** Die Schoten enthalten gesundheitsfördernde Substanzen wie kaum eine andere Pflanze. Frisch haben sie dreimal so viel Vitamin C wie Zitronen. Daneben gibts Vitamin A und B, und abgerundet wird das Ganze mit reichlich Mineralien und dem dunkelroten Farbstoff Capsaicin, der äusserst hitzestabil ist und die Schärfe bestimmt. Capsaicin aktiviert den Kreislauf und den Stoffwechsel, hat antioxidative Effekte und senkt die Blutfettwerte. Die Chilischärfe ist interessanterweise keine Geschmacksempfindung, sondern wird von Schmerzrezeptoren registriert.

    Eine frische Schote pro Tag soll die Gesundheit stärken – wenn man denn die Schärfe überlebt. Weil Capsaicin fettlöslich ist, sollte das Feuer im Mund am besten mit Milch und Milchprodukten (Joghurt) gelöscht werden und nicht mit Wasser oder Bier.

- **Chlorella.** Im Gegensatz zu Spirulina (siehe Seite 127) sind Chlorella echte (Süsswasser-)Algen. Die vielen Inhaltsstoffe können als gutes Nahrungsergänzungsmittel dienen: Es handelt sich im Detail um Proteinbausteine (Aminosäuren), Fettsäuren (Omega-3 und -6), Vitamine (A, B und C) und Mineralien (Kalzium und Magnesium). Wissenschaftliche Studien bestätigen die Entgiftung (Detox) von Schwermetallen, unter anderem bei der Quecksilber-Ausleitung nach der Entfernung von Amalgamfüllungen.

- **Ginseng.** Es wird in Asien vorwiegend als Stärkungsmittel für ältere Menschen verwendet, vermindert stressbedingte Infektionskrankheiten und agiert immunmodulierend.

- **Gojibeeren (Gemeine Wolfsbeeren, Bocksdornfrüchte).** In der Traditionellen Chinesischen Medizin (TCM) sind sie ein Frauenmittel für schöne, glänzende Augen (sie enthalten Carotinoide). Sie helfen bei Erschöpfung, Bluthochdruck, Diabetes und sogar bei einer Immunschwäche. Diese ursprünglich auf Erfahrungen basierenden Wirkungen konnten durch wissenschaftliche Ergebnisse bestätigt werden. Die süss-säuerlich schmeckenden Wolfsbeeren verbessern die Durchblutung der Augen, sind aussergewöhnlich antioxidativ und leistungssteigernd. Sie intensivieren die Aktivität der weissen Blutkörperchen und sollen Tumorzellen am Wachstum hindern.
  Vorsicht ist geboten bei gleichzeitiger Einnahme von Blutverdünnungsmitteln: Deren Wirkung kann verstärkt werden.

- **Granatapfel.** Hunderte von Kernen im Innern der «Frucht der Götter» sind voll mit dem begehrten Saft. Die vielfältigen antioxidativen und entzündungshemmenden Inhaltsstoffe unterstützen und regenerieren das Immunsystem, verbessern die Durchblutung und beeinflussen daneben das Hautbild positiv. Wegen der reichlich vorhandenen sekundären Pflanzenstoffe heisst der Granatapfel auch Anti-Aging-Frucht.

- **Ingwer.** Die Wurzel hat sich hierzulande als Zutat in der asiatischen Küche etabliert und ist Ende Sommer nicht nur getrocknet, sondern auch frisch erhältlich. Sie heizt den menschlichen Organismus auf und lässt ihn schwitzen. Das ist am besten spürbar mit einem heissen Tee bei drohender Erkältung: Frisch geriebenen Ingwer (mit Haut!) in heisses Wasser geben und mit etwas Honig süssen, nach Belieben auch etwas Zitrone beigeben, mindestens zehn Minuten ziehen lassen. Laut TCM öffnen sich dadurch die Poren der Haut, und die eingedrungenen pathogenen Faktoren (z. B. Kälte oder Wind, siehe Seite 64) weichen wieder aus dem Körper, bevor sie in die Tiefe gelangen können und die Erkältung vollends ausbricht. Als scharfes Gewürz ist Ingwer ein bewährtes Mittel gegen Übelkeit und Erbrechen, zugleich wirkt er antibakteriell und blockiert die Vermehrung von Viren.

- **Kaffee.** Zum Lieblingsgetränk vieler Menschen gibt es verschiedene Studien. Während die einen berichten, dass Kaffee die Immunantwort verbessert, propagieren andere das genaue Gegenteil, nämlich dass Kaffee das Abwehrsystem schwächt. Nachgewiesen ist, dass drei bis vier Tassen am Tag leistungs- und gesundheitsfördernd sind; bei über neun Tassen überwiegen hingegen die Nachteile.

- **Kurkuma (Gelbwurz).** Es handelt sich um ein Ingwergewächs, das indischen Currys die intensive gelbe Farbe verleiht und in der Ayurvedischen und Traditionellen Chinesischen Medizin seit Jahrhunderten Anwendung findet. Der Farbstoff Kurkumin soll entzündungshemmend wirken und immunstimulierend sein. Versuchen Sie einmal, Ihren Speisen eine asiatische Note zu geben, und raffeln Sie vorsichtig etwas von der frischen Knolle ins Essen.

- **Maca.** Der peruanische Ginseng, der einem Radieschen gleicht, soll einen nervenschützenden Effekt haben und die Hirnleistung verbessern. Nachgewiesen sind ein luststeigernder und wach machender Einfluss.
  Vorsicht: Die energiereiche Knollenpflanze darf bei Patienten mit Bluthochdruck und Blutverdünnungsmitteln nur in Absprache mit dem Arzt eingenommen werden.

- **Mangostan.** Die «Königin der Früchte» überzeugt mit einer exzellenten Wirkung gegen freie Radikale; unter der harten Schale liegt das weisse Fruchtfleisch mit einer breiten Palette von Vitalstoffen.

- **Matcha.** Der pulverisierte Grüntee enthält viele Radikalfänger und Vitalstoffe. In einem Grünteeaufguss finden sich neben Vitamin C und Teein auch Katechine. Das sind Gerbstoffe, die das Wachstum von Krebszellen hemmen können und eine Schutzfunktion vor allem auf Gefässe des Gehirns und des Herzens ausüben.
  Grüntee unterstützt genau gleich wie die Kreuzblütler wichtige Entgiftungsenzyme und hilft so, Gifte in den Zellen auszuscheiden (siehe Seite 117).

- **Maulbeeren.** Sie gehören zur selben Gattung wie die Datteln und verdienen zu Recht die Bezeichnung «Superfood». Die ursprünglich in

Asien beheimateten Beeren sind vereinzelt auch in Europa anzutreffen. Sie sind eine gute Quelle für pflanzliches Eiweiss, enthalten eine Fülle von Vitaminen (A, B, C, E und K), Mineralstoffen (Kalzium, Magnesium, Kalium und Phosphor) und Spurenelementen (Eisen, Zink). Zusätzlich liefern sie das wertvolle Antioxidans Resveratrol (siehe Seite 119).

- **Moringa.** Die Blätter des tropischen Moringabaumes sollen gemäss ayurvedischer Gesundheitslehre gegen über 300 verschiedene Krankheiten helfen. Aufgrund der vielen wertvollen Vitalstoffe, vorwiegend Vitamin A, D, E und K sowie sekundäre Pflanzeninhaltsstoffe, sind die heilsamen Effekte glaubwürdig. Leider sind die Präparate (Kapseln oder Pulver) oft pestizidbelastet (Indien, Afrika).

  Moringasamen haben eine wasserreinigende Wirkung, indem sie Bakterien und Schwebeteilchen verklumpen lassen. Ausserdem soll Moringa bakterienabtötend (baktcrizid) sein und Krebszellen in den programmierten Zelltod schicken, was bisher aber erst in Tierversuchen beobachtet werden konnte.

- **Papaya.** Die relativ teure, weil ausschliesslich importierte Frucht ist voller aufbauender Vitalstoffe und enthält vornehmlich Vitamin A und C, Kalium, Magnesium und das gesundheitsfördernde Enzym Papain. Letzteres ist wurmabtötend, hilft Eiweisse aufzuspalten (Fleischweichmacher) und wird zur Behandlung von Vergiftungen eingesetzt.

CRAZY FACT

Papaya ist ein bewährtes Mittel, um den Stachel eines Seeigels zu entfernen. Wer schon einmal einen solchen Stachel in der Fusssohle oder in der Hand hatte, weiss, wie schmerzhaft dies sein kann und wie mühsam sich eine Entfernung gestaltet. Der poröse, mit Widerhaken versehene Stachel zerbröselt, sobald man ihn mit einer Pinzette zu fassen versucht. Um eine chirurgische Intervention zu vermeiden, haben Einheimische ein einfaches, aber wirksames Mittel gefunden: Während einer halben Stunde ein Stück Papaya auf die Wunde legen – und schon verflüssigt sich der Stachel, er fliesst aus der Wunde heraus.

- **Passionsfrucht, Maracuja.** Die violetten Passions- und die gelben Maracujafrüchte sind eng miteinander verwandt. Beide Arten haben ein Vitamin-C-reiches Innenleben, die enthaltenen Carotinoide und Linolsäuren optimieren eine ausgewogene Ernährung.

- **Quinoa.** Die Pflanze, deren Namen fast niemand aussprechen kann (ki-'noːa), ist in den Anden seit Jahrtausenden eine Kulturpflanze und eignet sich als glutenfreier Getreideersatz. In den ungekochten (gut waschen!) oder gekochten Körnern sind doppelt so viele Eiweisse verborgen wie im Reis, was eine längere Sättigung verspricht. Quinoa ist vollgepackt mit nahrhaften Mikro- und Makronährstoffen, mit hochwertigen Aminosäuren (u. a. Lysin), komplexen Kohlenhydraten, mehrfach ungesättigten Fettsäuren (Omega-3), antioxidativen und entzündungshemmenden sekundären Pflanzeninhaltsstoffen sowie vielen Ballaststoffen. Sie ist ausserdem reich an Magnesium, Eisen, Kalium und den Vitaminen B_1 und B_6, die alle für das Immunsystem von Bedeutung sind. Quinoa eignet sich als Beilage, für vegetarische Hamburger oder für glutenfreie Backwaren. Sie ist eine gute, allerdings teurere Alternative zu Weissmehlprodukten.

 INFO *Gründliches Waschen vor der Zubereitung befreit den Inkareis, wie er auch genannt wird, von Bitterstoffen.*

- **Shiitake.** Die vor allem in China und Japan, aber auch hierzulande zunehmend kultivierten Pilze enthalten viele wertvolle Stoffe, und an sonnigen Lagen bildet sich überdurchschnittlich viel Vitamin D. Auf das Immunsystem vermögen die Vitalpilze stimulierend und modulierend einzuwirken. Sie fördern das Wachstum der Darmbakterien, sind fiebersenkend, entzündungshemmend und reduzieren die Blutfettwerte.

- **Soja.** Soja ist primär eine Futterpflanze für Tiere. Nur ein kleiner Teil ist bei uns als Tofu, Edamame-Bohnen, Sojamilch und Sojasauce auf dem Speiseplan zu finden. Die zu den Hülsenfrüchten zählenden Bohnen sind reich an Phytoöstrogenen. Die sich ausbreitenden Anbauflächen für Soja vernichten bedauerlicherweise immer mehr wertvolle Regenwälder und unberührte Naturlandschaften, weshalb sie das ökologische Gleichgewicht bedrohen.

- **Spirulina (Blaualgen).** Streng genommen handelt es sich nicht um Algen, sondern um Bakterien (Cyano-Bakterien). Spirulina ist reich an überlebenswichtigen Mikro- und Makronährstoffen, vor allem Beta-Carotine, Vitamin B_1 und E, Kalzium, Eisen, Magnesium und viel Eiweiss.

    Spirulina wirkt immunmodulierend, das heisst, sie hilft, das Immunsystem in Balance zu halten. Genauer gesagt unterstützt sie den Kampf gegen Mikroben und verhindert überschiessende Reaktionen. Zusätzlich helfen Blaualgen bei der Entgiftung, sie binden Schwermetalle und transportieren diese beim Stuhlgang aus dem Organismus.

IMMUN-KICK

Als eines der wenigen Superfoods kann Spirulina eine konkrete Stärkung des Immunsystems vorweisen (antiviral, immunmodulierend). Die auf dem Markt befindlichen Tabletten haben einen leichten Fischgeschmack. Wer dies nicht mag, kann die Tabletten pulverisieren und sie in Smoothies geben.

- **Zitrusfrüchte.** Orangen, Mandarinen, Zitronen, Grapefruits, Pomelos, Limetten und Kumquats – die Liste der Zitrusfrüchte ist lang, sauer und gesund. Sie bestechen nicht nur mit ihrem hohen Vitamin-C-Gehalt, sondern viele ihrer weiteren Ingredienzien (Folsäure, Ballaststoffe und sekundäre Pflanzeninhaltsstoffe) schützen vor freien Radikalen und wirken antientzündlich. Die Fruchtschalen sind oft mit Insektiziden und Konservierungsmitteln behaftet, deshalb bei deren Verwendung auf das Bio-Label achten.

Flüssigkeit

Zu einer ausgewogenen Ernährung gehört natürlich auch der Konsum von täglich eineinhalb oder je nach Situation (Sport, Schwitzen, Fieber, Hitze etc.) sogar zwei Litern und mehr sauberen Wassers. Denn das Immunsystem mit seinen vielen flüssigen Bestandteilen erfordert grosse Mengen Flüssigkeit.

Wer Durst verspürt, leidet bereits unter einem Flüssigkeitsmangel. Vorbeugend hilft eine stets griffbereite Flasche mit Trinkwasser.

NAHRUNGSERGÄNZUNGSMITTEL – SINNVOLL ODER EINFACH EIN GESCHÄFT?
Verzichten Sie auf eine andauernde und unkontrollierte Einnahme von Ergänzungsmitteln. Wer sich gesund und abwechslungsreich versorgt, braucht keine Zusatzpräparate. Die Natur stellt uns die am besten verwertbaren Nährstoffe in einem optimalen Cocktail zur Verfügung. Ihr Immunsystem stärken Sie idealerweise, indem Sie auf eine ausgewogene Ernährung achten (siehe Seite 110).

In Einzelfällen kann eine zusätzliche Einnahme von Vitaminen oder anderen Vitalstoffen sinnvoll sein, z. B. während einer Krankheit oder in der Rekonvaleszenz, bei einer Mangelernährung, bei älteren Personen, bei starken Rauchern, in der Schwangerschaft und in der Wachstumsphase, Vitamin B_{12} bei Veganern und Vitamin D und K bei Säuglingen. Besprechen Sie sich mit Ihrer Hausärztin.

Fast Food macht das Immunsystem aggressiv

Pizza, Hotdog & Co.: Fast Food ist lecker – doch wenn es tagein, tagaus die Hauptnahrung darstellt, bringt es das Immunsystem zum Brodeln. Auf viel Fett, Zucker und Weissmehlprodukte antwortet die Abwehr nämlich langfristig ähnlich wie auf eine bakterielle Infektion, also mit einer Entzündungsreaktion und einem Anstieg der Leukozyten (siehe Seite 29). Und chronische Entzündungen beschleunigen den Alterungsprozess des Menschen.

Und die wirklich schlechte Nachricht: Dieser Effekt hält auch beim Umstieg auf eine gesündere Ernährung noch lange an. Wie bei einer spezifischen Immunreaktion, bei der der Körper in einem Alarmzustand verharrt und sich jahrelang an einen mikrobiellen Störenfried erinnern kann, speichert das Immungedächtnis die gesundheitsschädigende Fast-Food-Information. Sie wird im genetischen Pool deponiert und kann epigenetisch (das Erbgut beeinflussend) an die nächste Generation überliefert werden. Und wer möchte seinen Kindern schon schlechtes genetisches Material weitergeben?

Kämen Sie auf die Idee, billiges Heizöl in Ihr Auto zu tanken? Beim Essen konsumieren wir viel zu oft Nährstoffarmes und sind dann erstaunt, wenn wir kränklich, schlapp und nicht voll leistungsfähig sind. Die ungesunde Ernährung hat zur Folge, dass in den westlichen Industrienatio-

> **CRAZY FACT**
>
> Das Immunsystem ist die sich am schnellsten reproduzierende Struktur im Körper. An jedem einzelnen Tag werden etwa 200 Milliarden (!) Immunzellen neu erschaffen, wofür viele Bausteine und viel Energie benötigt werden.

nen die heutige Generation erstmals seit Jahrhunderten wieder eine kürzere Lebenserwartung hat als ihre Eltern; einerseits belasten die vererbten Gene, andererseits der eigene suboptimale Lebensstil. Mit einer ausgewogenen Ernährung tun Sie somit nicht nur etwas für sich selber, sondern auch für Ihre Nachkommen.

Die weitverbreitete Fehlernährung und das daraus resultierende Übergewicht stehen beschämenderweise der weltweit häufigsten Ursache von erworbenen Immunschwächen gegenüber: der Mangelernährung bzw. Unterernährung. Proteinmangel und das Defizit an Vitaminen, Mineralien und Spurenelementen (insbesondere Zink, Kupfer und Eisen) beeinträchtigen die Schlagkraft der Bodyguards. Vornehmlich in der Dritten Welt führt Mangelernährung zu einem sekundären Immundefizit.

Bewegung hält auch die Bodyguards fit

Bei körperlichen Tätigkeiten sind zu unterscheiden:
- relativ kurze, massvolle Belastungen (weniger als eine Stunde); idealerweise eine Kombination von Ausdauersport und Krafttraining
- längere, intensive Anstrengungen, die zu einer Sauerstoffarmut führen können (= anaerobes Training, was bedeutet, dass infolge der hohen Muskelbelastung nicht mehr genügend Sauerstoff für die Energiezufuhr zur Verfügung steht).

Moderate Belastungen wie Laufen, Schwimmen, Fahrradfahren, Walking, Inlineskating, Joggen oder ein leichtes Ausdauertraining stärken die Immunabwehr, es kommt zu weniger Infektionen. Je fitter also der Mensch, desto besser kommen seine Bodyguards mit Bakterien und herumfliegenden Viren zurecht.

IMMUN-KICK

Viel Bewegung an der frischen Luft, gut geschützt auch bei garstigem Wetter und vorzugsweise im Wald (siehe unten), ist mit das Beste, was wir für unsere Defensivkräfte tun können.

Bewegung bringt auch eine Zell- und Aktivitätsvermehrung der weissen Blutkörperchen mit sich. Kleiner Nebeneffekt: Durch die wiederholten Kontraktionen der Muskulatur wird die Lymphflüssigkeit besser transportiert.

Pro Woche zwei bis drei sportliche Übungseinheiten von ca. einer Stunde haben einen eindeutig positiven Einfluss auf das Immunsystem. Zu viel und zu verbissener Sport ist hingegen mit negativen Auswirkungen verbunden.

Waldspaziergänge

Die würzige Waldluft hat einen positiven Einfluss auf die Psyche, sie entspannt und beruhigt. Aber auch der Körper und das Immunsystem profitieren von einem Ausflug in den Wald. Denn Bäume kommunizieren untereinander mit Terpenen. Diese Duftstoffe, mit denen sich die Bäume gegenseitig vor einem Schädlingsbefall warnen oder sich vor Ungeziefer schützen, aktivieren beim Menschen Killerzellen und vermindern Stresshormone.

69 Prozent der Schweizer Bevölkerung wohnt fünf bis zehn Minuten von einem Wald entfernt. Nutzen Sie die positive Energie des Waldes!

Auch der Aufenthalt in einer Arvenholzstube lässt das Herz deutlich ruhiger schlagen. Die Terpene der Arve verlangsamen die Herzfrequenz

IMMUN-KICK

Sich täglich 30 Minuten bewegen, mindestens fünfmal pro Woche! Ein gemütlicher oder, noch effizienter, ein zügiger Spaziergang, Velofahren – oder was immer Ihnen gefällt und nicht gleich wieder verleidet. Die Wissenschaft belegt, dass regelmässige Bewegung genauso wichtig ist wie eine perfekte Ernährung. Lieber ein bisschen mollig, dafür fit, als schlank und schlapp.

und verbessern den Schlaf. Wer keine Arvenstube hat, kann sich ein Arvenkissen kaufen.

Körperliche Überanstrengung vermeiden

Der Mensch neigt zum Übertreiben: Ehrgeizige Extrembelastungen wie Marathonläufe und gewisse Hochleistungssportarten schaden nicht nur den Gelenken (mit 5000 Tonnen und mehr wird ein Kniegelenk im Verlauf eines Marathons belastet!), sondern schwächen auch das Immunsystem. Während das vorbereitende Lauftraining noch gesund erscheint, bedeutet die Erschöpfung nach einem Marathon Stress. Deshalb sind im Anschluss an den Wettkampf Entzündungsreaktionen zu beobachten, und die Anfälligkeit gegenüber Infekten steigt vorübergehend an (siehe Kasten).

> «Leben ist Bewegung.
> Bewegung ist Gesundheit.
> Gesundheit ist Leben.»
> *(Chinesische Weisheit)*

Zu harte und zu häufige Leibesertüchtigung verringert die Anzahl der Lymphozyten im Blut und lässt die Stresshormone ansteigen, anstatt sie zu drosseln. Angesichts extremer Belastungen können ganze Muskelbündel beschädigt werden, lokal akute Entzündungen auftreten und die Aktivität der Killerzellen behindert werden.

IMMUN-KICK

Der Begriff «Open-window-Phänomen» umschreibt die immunologische Lücke nach einem besonders harten Training oder einer körperlichen Überanstrengung. Die Abwehrkräfte sind vorübergehend vermindert und bieten ein offenes Fenster *(open window)* für Bakterien und Viren. Begeben Sie sich deshalb nach sportlichen Belastungen sobald als möglich an die Wärme, ziehen Sie nasse Kleider aus und duschen Sie warm. Anschliessend sind trockene und bequeme Kleider, viel trinken, nährstoffreiche Kost und ausreichend Schlaf angezeigt, damit das weit offen stehende Fenster schnell wieder geschlossen wird.

Bewegungsmangel oder gar komplette Inaktivität sind genauso ungesund wie extreme Anstrengungen. Sie untergraben die Widerstandskräfte, führen generell zu einer verminderten Leistungsfähigkeit und sind einer der

Hauptgründe für die Entstehung von Zivilisationskrankheiten (u. a. Übergewicht, hoher Blutdruck, Diabetes, Herz- und Kreislauf-Erkrankungen).

Der hygienische Schmutzfink

Das ursprünglich aus dem Griechischen stammende Wort Hygiene bedeutet «der Gesundheit dienend». Der Begriff umfasst alle Bestrebungen, Krankheiten zu verhüten und das Wohlbefinden zu steigern. Nach dem von verheerenden Seuchen geprägten Mittelalter (Pest, Cholera, Typhus etc.) wurden schleppend neue Verordnungen erlassen (u. a. war es nun verboten, die Notdurft auf der Strasse zu verrichten, in Häfen gab es Quarantäneregelungen), und es wurden der Hygiene dienende Einrichtungen gebaut (Kanalisationen, Badehäuser, Schlachthäuser). Die verbesserte Körper- und Umwelthygiene, die Fortschritte der Medizin, der wachsende Wohlstand, das gestiegene Bildungsniveau, die humaneren Arbeitsbedingungen und die gesündere Lebensweise (nährstoffreichere, ausgewogenere Ernährung, Sport, Rückgang der Raucher) – all diese Umstände haben dazu beigetragen, dass sich die Lebenserwartung innerhalb des letzten Jahrhunderts verdoppelt hat.

Wie viel Dreck ist noch gesund?
Unser Immunsystem braucht Training: Es muss herausgefordert werden, um stark zu werden und zu bleiben, weshalb eine übertriebene Sauberkeit und peinliche Hygiene auch kontraproduktiv sein können. Wir sind nicht dazu erschaffen, unter einer sterilen Glocke zu leben, wir brauchen die Konfrontation mit Mikroben. Kinder, die auf einem Bauernhof aufwachsen, im Stall und auf dem Acker spielen und arbeiten, neigen bedeutend

IMMUN-KICKS FÜR STADTKINDER
- Ferien auf einem Bauernhof
- Besuch eines Waldkindergartens
- einer Pfadfindergruppe beitreten
- eine gesunde «Dreckschicht» wachsen lassen, sprich: nicht jeden Tag baden

weniger zu Allergien als Jungen und Mädchen, die in einer hygienisch reineren Stadtwohnung leben. Deshalb soll der Nachwuchs im Freien spielen können, mit Tieren in Kontakt kommen und eine ordentliche Portion Dreck beziehen. Die Konfrontation mit allen möglichen Keimen belebt und stählt das kindliche Abwehrsystem. Es erkennt potenzielle Angreifer und lernt, sie zu bändigen.

«Jedes Kind sollte ein Kilo Dreck essen... einfach nicht auf ein Mal!»
(Alte Grossmutter-Weisheit)

Zu viel Hygiene, zu viel Waschen und Putzen beeinflussen das angeborene Immunsystem negativ. Denn die Immunkapazität wird begrenzt und der Schwellenwert für Erreger sinkt; das heisst, dass bereits eine kleine Mikrobendosis genügt, um eine Infektion auszulösen, weil dem erworbenen Immunsystem die Übung fehlt.

In einer allzu reinlichen Umgebung ist die Entwicklung einer normalen Immuntoleranz gestört. Die Bodyguards lernen unzureichend, gute Eindringlinge von krank machenden Erregern zu unterscheiden, sie sind ungenügend trainiert. Das kann dazu führen, dass sie harmlose Elemente für feindlich halten und mit Allergien überreagieren, oder aber sie beginnen womöglich sogar, sich selbst anzugreifen.

Von der Mund- zur Intimhygiene: Bewährtes und die häufigsten Fehler

Bei der Mund- und Körperhygiene reicht die Palette von übertriebener Sauberkeit bis hin zur sorglosen Vernachlässigung. Während die einen bei jeder sich bietenden Gelegenheit die Zähne putzen und sich nach jedem Kontakt mit einer Türfalle die Hände desinfizieren, sparen sich zwei Drit-

---

IMMUN-KICK

Betreiben Sie zweimal täglich eine gute Mundhygiene: Am Morgen und am Abend die Zähne zu putzen reicht aus, um einen übermässigen Bakterienbelag zu verhindern. Am wichtigsten ist die Plaque-Entfernung vor dem Zubettgehen. Wenden Sie eine korrekte Reinigungstechnik an (immer senkrecht vom Zahnfleisch weg), wechseln Sie die Bürste regelmässig (nach einer Grippe sofort) und suchen Sie regelmässig die Dentalhygienikerin auf.

tel unserer Mitmenschen das gründliche Händewaschen nach dem Toilettenbesuch. Es gilt auch hier, in erster Linie den gesunden Menschenverstand einzuschalten.

- **Mundhygiene.** Der Mund ist die grösste Eintrittspforte für Krankheitserreger. Über 500 verschiedene Bakterienstämme, ein Ökosystem von Millionen von grösstenteils gesunden Mikroben, besiedeln unsere Mundhöhle. Aufgrund der heutigen Ernährungsweise (Zucker!) reinigen die täglich eineinhalb Liter Speichel den Mund nur ungenügend. Eine schlechte Mundhygiene hat weit schlimmere Folgen als «nur» Mundgeruch und Karies: Chronische Zahnfleischentzündungen können Herzinfarkte, rheumatische Krankheiten und womöglich eine Demenz begünstigen.

CRAZY FACT

Frisch Verliebte wären ohne Immunsystem ständig krank. Denn aus bakteriologischer Sicht ist ein Kuss eine äusserst unhygienische, mitunter sogar gewagte Angelegenheit. Bei einem Zungenkuss werden Millionen von Bakterien ausgetauscht ...

- **Hände waschen.** Das Wichtigste: Sich mehrmals täglich, nicht nur während der Erkältungszeit, die Hände mit einer normalen Seife waschen, insbesondere nach dem WC, nach dem Aufenthalt in vollen, öffentlichen Räumen und vor dem Essen. Über die Hände werden viele Keime in unseren Organismus verschleppt. Diese Gefahr kann gründliches Händewaschen (auch zwischen den Fingern!) mit einer normalen Seife eindämmen. Hingegen ist es nicht sinnvoll, zu viel Desinfektionsmittel zu benutzen, denn dadurch wird die natürliche Hautflora beschädigt (siehe Seite 20). Setzen Sie Desinfektionsmittel nur ganz gezielt ein, z. B. nach dem Kontakt mit realen Infektionsquellen (Patienten, Familienmitglieder, die an Durchfall erkrankt sind, infektiöses Material) oder unterwegs, wenn längere Zeit keine Möglichkeit besteht, die Hände zu waschen. Personen, die eine übertriebene Hautpflege betreiben, neigen verstärkt zu Ekzemen.

IMMUN-KICK

Sich mehrmals täglich die Hände zu waschen verhindert, dass sich Bakterienpopulationen rasant vermehren, wie sie dies bei idealen Bedingungen tun. Innerhalb eines Tages verbreiten sich Millionen von Nachkommen. Geschieht das Händewaschen mit einer desinfizierenden Seife, reduziert sich die Bakterienzahl um den Faktor 1000.

Übrigens: Auf der menschlichen Haut findet sich die grösste Bakteriendichte an den Händen, in den Achselhöhlen, auf der fettigen Stirn und zwischen den Zehen.

- **Körperpflege.** Waschen Sie sich nicht krank! Aus hygienischer Sicht reicht eine Dusche dreimal wöchentlich. Wer trotzdem täglich duschen will, sollte eine pH-neutrale Seife oder Waschlotion verwenden. Zu viel Shampoo und Seife kann den Aufbau einer gesunden Hautflora behindern oder diese gar wegschwemmen. Der Säure- und Fettgehalt gerät ausser Balance, und die guten, erwünschten Bakterien auf der Haut werden vertrieben. Körperstellen, an denen man schwitzt, können täglich mit warmem Wasser gereinigt werden (Achselhöhlen, Füsse, Intimbereich). Antiseptische Seifen oder Duschgels sind nicht sinnvoll. Leidet man nicht an stark fettigen Haaren, so reicht es aus, diese alle drei Tage zu waschen. Häufiges Haarewaschen trocknet die Kopfhaut aus und fördert die Schuppenbildung. Kurz und nicht zu heiss zu duschen ist besser als lange baden. Milde Syndets (aus dem Englischen, *synthetic detergents*) verwenden, sie beschädigen den Säureschutzmantel in der Regel nicht!

> **INFO** *Ist das Kerzenausblasen auf einer Geburtstagstorte ein Gesundheitsrisiko? Radio Eriwan würde sagen: «Im Prinzip ja, aber ...!» Ausgeatmete Luft enthält Bakterien und steigert eindeutig die Anzahl Keime auf der Torte. Das ist allerdings nicht weiter beunruhigend. Erstens ist der Grossteil der Bakterien im Mund unbedenklich, und zweitens werden die verspeisten Bakterien spätestens von der Magensäure in ihre Bestandteile zerlegt. Gleiches gilt auch, wenn man Gemüse gemeinsam in einen Dip oder beim Fondue-Plausch die Gabel mit dem Brot immer wieder in den flüssigen Käse tunkt.*

INTIMHYGIENE FÜR SIE UND IHN

Ein dezenter Körpergeruch ist normal! Ab der Pubertät sorgen genitale und andere Duftdrüsen für den individuellen, körpereigenen Geruch, der auch mit häufigem Duschen nie ganz verschwindet. Wer zu viel duscht und den Säureschutzmantel der Haut zerstört, stinkt eher wegen der sich ansiedelnden unerwünschten Bakterien als wegen der dauernd Nachschub liefernden Duftdrüsen.

Wie generell bei der Körperpflege gilt auch bei der Intimhygiene: Der goldene Mittelweg ist der beste. Weder eine zu intensive Pflege noch deren Vernachlässigung ist empfehlenswert.

Das Wichtigste für Frauen

Oft führt eine übertrieben gründliche Intimpflege zu einem erhöhten Infektionsrisiko. Milchsäure-Bakterien, die für eine gesunde Scheidenflora sorgen, nehmen Schaden und werden durch unerwünschte Mikroorganismen verdrängt. Vaginalinfektionen entstehen eher infolge übertriebener als wegen mangelnder Hygiene.

- Täglich einmal den äusseren Intimbereich (Vulva) mit warmem Wasser oder mit einem Produkt waschen, das parfüm- und konservierungsmittelfrei ist und den Säuregehalt der Haut (pH 5,5) wie auch der Scheide (pH 4,5) nicht angreift. Das saure Milieu vermag unerwünschte Keime abzutöten.
- Den Vaginalbereich nicht mit Seifen traktieren, weil der alkalische pH-Wert den natürlichen Säureschutzmantel der Haut durchlöchert. Intimwaschlotionen sollten, wenn überhaupt, zurückhaltend und nur äusserlich angewendet werden. Die Scheide reinigt sich im Prinzip von selbst. Sie waschen sich ja auch nicht den Mund mit Seife aus! Die Scheide nicht ausspülen, weil sonst das Risiko für Infektionen ansteigt.
- Immer von vorne nach hinten waschen.
- Anschliessend gut und gründlich abtrocknen, ebenfalls von vorne nach hinten.
- Vorsicht mit String-Tangas, die Hautreizungen verursachen und für die Bakterien einen direkten Weg vom After in die Scheide bahnen.

Haushalt- und Umwelthygiene

Küche und Nasszellen sind ein Eldorado für Mikroben. Wenige Massnahmen verhindern die Ausbreitung von gefährlichen Keimen.

- **Küchenhygiene.** Abwaschlappen und Küchenschwämme sind regelrechte Bakterienschleudern. In Schwämmen befinden sich gigantische

- Nach dem Stuhlgang mit dem (angefeuchteten) Toilettenpapier oder einem Feuchttüchlein (ohne Zusatzstoffe) immer von vorne nach hinten reinigen. Auf keinen Fall vom After nach vorne in Richtung Scheide, wegen der Verschleppungsgefahr von Darmbakterien.
- Bei unangenehmem Geruch können Vaginalzäpfchen helfen, die natürliche Scheidenflora wiederaufzubauen. Parfüm und Intimsprays sind keine Alternative. Verschwindet der intensive Geruch nicht oder liegen noch andere Symptome vor (Ausfluss, Brennen), muss die Frauenärztin aufgesucht werden. Strenge Gerüche können auch von Ablagerungen stammen (Smegma), die sich in den Hautfalten der Schamlippen ansammeln. Smegma setzt sich aus abgeschilferten Hautzellen und Talgdrüsensekret zusammen. Tägliches Waschen verhindert die Ablagerung von Smegma.

Intimpflege für den Mann
- Duschgel mit neutralem pH (5,5) verwenden. Das Glied mit zurückgeschobener Vorhaut reinigen, dann den Hodensack und erst danach die Analregion. Besonderes Augenmerk auf das Frenulum – das ist die Hautfalte, die die Eichel mit der Vorhaut verbindet – richten. Seitlich des Frenulums bildet sich gerne Smegma.
- Wenn die Vorhaut verengt ist und sich nicht mehr zurückschieben lässt (Phimose), wird die Intimhygiene schwierig. Infektionen aufgrund von Smegma sind die Folge, und das seltene Risiko für Peniskrebs steigt an. Eine Beschneidung, die Entfernung der Vorhaut, ist in solchen Fällen unumgänglich.

Ein weiterer Ratschlag, der für beide Geschlechter gilt: Sich Zeit nehmen für die Intimrasur. Vorsichtig, schonend und langsam die empfindliche Genitalregion rasieren. Nassrasur nur mit neuen, scharfen Klingen und in Haarwuchsrichtung. Nach dem Rasieren einen rückfettenden Balsam verwenden.

Mengen an Mikroorganismen, die einen Gang in der Waschmaschine oder im Geschirrspüler überleben; deshalb alle zwei Wochen einen neuen Schwamm verwenden oder nur Spültücher gebrauchen. Letztere mindestens einmal pro Woche wechseln, bevor sie zu müffeln beginnen.

Holzbrettchen kommen mit vielen kontaminierten Lebensmitteln in Kontakt (v. a. rohem Fleisch). Obwohl Buchen- und Fichtenholz antibakterielle Eigenschaften haben, überleben viele Mikroben tagelang, denn die kleinen Schnittfurchen sind geradezu ein Paradies für Bakterien.

Rohes Fleisch und Gemüse, Salat etc. müssen immer getrennt voneinander zubereitet werden. Was wegen der Salmonellengefahr gar nicht geht: ein Poulet auf einem Brett auftauen und anschliessend an gleicher Stelle Salat rüsten. Besser rohes Fleisch auf einem separaten (Kunststoff-)Brett filettieren, dieses danach gründlich heiss abspülen und eventuell noch in der Spülmaschine waschen. Küchenutensilien verwenden, die im Geschirrspüler gereinigt werden können (z. B. Rüstbrettchen aus Kunststoff).

INFO *Achten Sie darauf, dass keine Spülmittelreste am Geschirr haften bleiben, denn diese können den natürlichen Fettfilm auf der Darmschleimhaut angreifen.*

Im Gegensatz zur Toilette kommt die Hygiene im Kühlschrank in vielen Haushalten zu kurz. Gewisse Bakterien überleben und vermehren sich auch im Kühlschrank bei tiefen Temperaturen munter weiter. Lebensmittel sind häufig Bakterienträger, weshalb man den Kühlschrank eigentlich ein- bis zweimal im Monat mit wenig Abwaschmittel oder einem Zitronenreiniger sauber machen sollte.

INFO *Darf man angeschimmelte Konfitüre noch essen? Grundsätzlich sollten alle Lebensmittel, also auch Brot, Gemüse und Gewürze, die angeschimmelt sind, entsorgt werden. Am besten luftdicht verpackt in den Kehricht, damit sich der Schimmel nicht noch auf andere Esswaren ausbreitet. Auch wenn man den Pelzbelag grosszügig entfernt, der Pilz kann trotzdem bereits tief eingedrungen sein, was für das blosse Auge unsichtbar ist; auch bilden sich während des Wachstums des Pilzes gefährliche Giftstoffe, die sich in der ganzen Konfi verteilen. Der einmalige Konsum von Nahrungsmitteln mit Schimmelpilz ist unproblematisch, erst ein wiederholtes Verspeisen ist gesundheitsschädlich. Ausnahmen sind schimmelgereifte Käsesorten wie Camembert und Roquefort.*

ALLGEMEINE REGELN ZUR VERMEIDUNG VON LEBENSMITTELINFEKTIONEN ZU HAUSE

- Lebensmittel generell kühl lagern. Besonders im Sommer darauf achten, dass der Kühlschrank ausreichend kalt eingestellt ist (zwischen sieben und vier Grad). Die kalte Umgebung überleben die meisten Mikroben, aber sie vermehren sich nicht weiter. Je geringer die Anzahl Erreger, desto kleiner die Gefahr einer Infektion.
- Kritisch sind frisch zubereitete Eierspeisen (Mayonnaise, Tiramisu). Werden rohe Eier aufgeschlagen, gelangen einige Bakterien in die frisch zubereiteten Speisen und vermehren sich bei Raumtemperatur sehr schnell. Deshalb Eierspeisen nach der Zubereitung sofort verzehren oder in den Kühlschrank stellen.
- Rohen Fisch (Sushi) und rohes Fleisch (Tatar) nur ganz frisch geniessen und bis zum Verzehr gut gekühlt aufbewahren.
- Rohes Gemüse immer gut abspülen oder gar abbürsten. Neben den anhaftenden Pestiziden und Insektiziden lauern gleichzeitig Keime von tierischem Dünger und kontaminiertem Wasser.
- Erhitzen über 70 Grad lässt in der Regel die meisten Krankheitserreger absterben.
- Zuerst das Gemüse und den Salat rüsten, erst danach rohes Fleisch zubereiten. Anschliessend die Hände waschen!

Informationen zu einzelnen Erregern lesen Sie im Reisekapitel (Seite 167). Dort finden Sie auch weitere Tipps zur Hygiene und zur Vermeidung eines Reisedurchfalls.

- **Hygiene in Bad und WC.** Die WC-Schüssel mit umweltverträglichen Reinigungsmitteln säubern. Desinfektionsmittel nur sparsam anwenden, weil sie mehr das bakterielle Gleichgewicht der Umwelt destabilisieren als der heimischen Toilette nützen. Einfache, natürliche Reinigungsmittel wie Essig- oder Zitronenreiniger genügen erfahrungsgemäss.

Mikroorganismen bleiben normalerweise in der Kloschüssel, mit der man keinen Hautkontakt hat. Beim Spülen jedoch immer den Deckel runterklappen.

Und es sei noch einmal gesagt: Viele Mitmenschen waschen sich nach einem Toilettenbesuch die Hände nicht oder nicht richtig. Die nur flüchtig befeuchteten Hände werden dann wenn möglich noch in einen Lufttrockner gehalten, der sämtliche Fäkalbakterien und Viren im Raum herumschleudert...

Dunkle Schimmelflecken sind häufig in Feuchtzonen anzutreffen. Die Pilzflecken in der Duschkabine oder am Duschvorhang springen einem zwar nicht an die Gurgel, können aber Allergien auslösen. Mit hochprozentigem Alkohol oder einem Gemisch aus Natron (Soda) und Essig sind die hässlichen Pilzkolonien einfach zu entfernen. Sollte das nicht ausreichen, muss gezielt ein Mittel gegen Schimmelpilze eingesetzt werden. Das Bad nach einer Dusche gut lüften und feuchte Oberflächen trocken wischen.

INFO *Sind Smartphones mit Touchscreen die neuen Dreckschleudern? Auf einem Smartphone befinden sich zehnmal mehr Bakterien als auf einem Toilettensitz. Dieser Schwarm von Kleinstlebewesen stammt vom ständigen Herumtippen auf dem Screen. Die auf den Fingern sitzenden Hautkeime sind zum guten Glück überwiegend wohlerzogen und harmlos. Gelegentliches Abwischen mit einem Mikrofasertuch, das mit einer Alkohol-Wasser-Mischung befeuchtet ist, hilft die Anzahl Bazillen einzudämmen. Gleiches gilt auch für Computertastaturen, auf denen sich sogar noch mehr Mikroben tummeln können.*

Haushaltreiniger mit oder ohne Desinfektionsmittel verwenden? Es besteht kein Unterschied; Personen wurden weder mit der einen noch mit der anderen Variante öfter krank. Vielmals werden mit aggressiven Desinfektionsmitteln Mikroorganismen abgetötet, die gut für den Menschen sind.

Hygienetipps für unterwegs
- **Geld.** Obwohl Banknoten und Münzen durch viele, auch schmutzige Hände gehen, sind sie nur selten Überträger von Krankheiten und stin-

CRAZY FACT

Jede sechste Banknote in der Eurozone ist mit Kokain und anderen Rauschgiften verunreinigt. Bei sensibleren Testgeräten werden sogar auf 90 Prozent aller Geldscheine Kokainspuren gefunden, obwohl geschätzt unter einem Prozent der Bevölkerung die Droge konsumiert. Wahrscheinlich wurden nicht alle betroffenen Noten aufgerollt und für den Konsum missbraucht, sondern viele werden in Geldzählmaschinen und Automaten mit winzigen Mengen kontaminiert.

ken nicht wirklich, wie dies ein geflügeltes Wort bestätigt. Denn die nährstoffarmen und trockenen Banknoten bieten keinen guten Boden für Mikroorganismen, und die für gewöhnlich tiefen Keimzahlen reichen für eine Ansteckung nicht aus. Im feuchten Klima von manchen Entwicklungsländern können verschmierte Geldscheine jedoch durchaus mit einer bedrohlichen Anzahl von Krankheitserregern belastet sein, sie überleben dort gut und gerne mehrere Tage. Ein Tipp: Grosse Scheine sind generell sauberer, weil sie weniger oft die Hand wechseln.

- **In der Badi, im Gym.** Badelatschen oder Flipflops in Duschen oder im Schwimmbadbereich schützen besser vor Fusspilz als die installierten Desinfektionssprühdüsen. Nach dem Schwimmen die Badesachen wechseln und nicht am Körper trocknen lassen. Pilzinfektionen und Blasenentzündungen werden durch nasse Badeanzüge begünstigt, auch kann das chlorhaltige Wasser der Haut und der Scheidenflora schaden. Für Frauen: Ein Tampon bietet keine Sicherheit vor möglichen Infektionen, im Gegenteil.

- **Hotels.** In Hotels warten etliche Hygienemängel, die den Urlaub vermiesen können. Buffets, auf denen Salate, aufgeschnittene Eier und Saucen stundenlang offen liegen bleiben, sind wahre Wohlfühloasen für üble Lebensmittelkeime. Salmonellen, Noro-Viren und Konsorten lauern auf ihre Opfer und bescheren wässrige Durchfälle und Erbrechen. Achten Sie darauf und meiden Sie solche Speisen strikt.

    Oft werden Trink- und Zahngläser vom Personal mit gebrauchten Handtüchern der Vorgänger «sauber» gemacht und trockengewischt. Es lohnt sich daher, sie vor der Benützung abzuwaschen. Mehr Tipps für unterwegs finden Sie im Reisekapitel (Seite 167).

> **INFO** *2009 verstarb eine junge Frau, weil sie direkt aus einer Dose getrunken hatte. Im Kantonsspital Genf stellte man fest, dass die Getränkedose mit Rattenurin bzw. mit den gefährlichen Leptospiren-Bakterien verunreinigt war. Ein extrem seltener Fall – und trotzdem ist es ratsam, den Verschluss einer Dose vor dem Öffnen kurz abzuwischen.*

Stress und Erholung

Jeder weiss: Stress schwächt die Bodyguards. Doch wie funktioniert das genau? Tatsächlich bringt akuter, kurzzeitiger Stress das Immunsystem ordentlich auf Touren: Die Anzahl Killerzellen im Blut steigt an. Schädlich ist hingegen chronischer Stress, er unterdrückt die Abwehrkräfte. Kehren dann plötzlich Ruhe und Entspannung ein, etwa zu Beginn einer Ferienreise, fährt das bereits entkräftete Verteidigungssystem noch weiter herunter – und man wird ausgerechnet im Urlaub krank.

> **INFO** *Das zentrale Nervensystem kommuniziert bei Stress mit der Abwehr einerseits über direkte Nervenbahnen zu den immunologisch relevanten Organen (Thymus, Milz) und andererseits durch Hormone, die unmittelbar auf die Immunzellen einwirken.*

Was chronischer Stress mit uns macht

In der heutigen Gesellschaft kann sich kaum jemand dem allgegenwärtigen Stress entziehen; den einen setzt er mehr zu, den anderen weniger. Körperliche und psychische Dauerbelastungen erhöhen das Hormon Cortisol, das den Organismus in ständige Alarmbereitschaft versetzt. Physiologische Funktionen werden heruntergefahren, darunter die Aktivität des Immunsystems. Das kann über längere Zeit zu Ängsten, Krankheiten und Depressionen führen. Die Sauerstoffradikale häufen sich an, Entzündungen werden aktiviert, und die Telomere (siehe Seite 88) verkürzen sich. Die Bodyguards werden, gleich in welchem Alter, anhaltend geschwächt. Es drohen Infektionen, Allergien und Autoimmunerkrankungen. Daneben steigt langfristig das Risiko für eine Demenz, für Parkinson und einen vorzeitigen Herzinfarkt. Babys von Schwangeren, die sich chronischem Stress aussetzen, haben ein erhöhtes Risiko für Asthma und spätere Depressionen.

Die geschwächte Abwehr erhöht die Anfälligkeit für Infektionskrankheiten, bewirkt aber auch eine verzögerte Genesung und begünstigt schwerere Verläufe. Die Wundheilung geht langsamer vonstatten, und die Wirkung von Impfstoffen wird herabgesetzt.

BUCHTIPP
Guy Bodenmann, Christine Klingler Lüthi: **Stark gegen Stress.** Mehr Lebensqualität im Alltag.
Beobachter-Edition, Zürich 2013
www.beobachter.ch/buchshop

INFO *Der Begriff «Resilienz» bezeichnet die Fähigkeit, bittere Lebenskrisen und schlimme Schicksalsschläge zu bewältigen, ohne daran zu zerbrechen. Resiliente Menschen können negativen, schrecklichen Erlebnissen die Hand reichen (Tod, qualvolle Trennung, Vergewaltigung, schwere Unfälle, berufliche Abstürze, Kriegstrauma etc.). Sie akzeptieren das Unveränderliche und nehmen ihr Schicksal in die eigenen Hände.*

Aus all dem geht hervor, dass einer der wichtigsten Immun-Kicks darin besteht, dem chronischen Stress die Stirn zu bieten. Dabei hilft Folgendes:

> **BUCHTIPP**
> Delia Schreiber: **Bewusst freier atmen.** Alte Atemmuster heilsam verändern.
> Beobachter-Edition, Zürich 2019
> www.beobachter.ch/buchshop

- Sich bewusst werden, was zu «hausgemachtem» Stress beiträgt: (zu) hohe Erwartungen, Perfektions-, Leistungs- und Zeitdruck usw. Sich selbst gegenüber toleranter werden, wenn möglich mit einem inneren Lächeln reagieren, sich auf bekannte Stresssituationen vorbereiten und sich eine persönliche Entspannungsmethode aneignen. All das können Sie lernen – suchen Sie sich Begleitung, falls nötig.
- Leibliche Betätigung, vom Sport bis zum gemütlichen Waldspaziergang, hilft, Stresshormone rascher abzubauen.
- Achtsamkeitstraining: sich selbst und die Umwelt bewusster wahrnehmen. Besuchen Sie einen Kurs, um das Verfahren korrekt anzuwenden.
- Atemübungen: sich auf die Bauchatmung konzentrieren, die Luft tief bis zum sich aufblähenden Nabel ein- und wieder ausatmen.
- Freiräume schaffen bzw. stressausgleichende Tätigkeiten pflegen: Sport, Hobbys, Geselligkeit unter Freunden usw.
- Ausreichend Schlaf (mehr dazu auf Seite 144)
- Pflegen Sie Ihr Liebesleben: Zärtliche Berührungen mildern die Anspannung. Das Kuschelhormon Oxytocin beruhigt, indem es die Stresshormone hemmt. Gleichzeitig fördert es das soziale Interesse und kann die Wundheilung verbessern.

Die folgenden Entspannungsmethoden sind lang erprobt. Besuchen Sie einen Kurs, um die Techniken und Übungen richtig zu erlernen und anzuwenden:

- **Yoga.** Die achtsamen Bewegungsübungen eignen sich vorzüglich dazu, Körper und Geist zu entspannen. Yoga wirkt psychisch ausgleichend und drosselt das Cortisol. Zumindest sekundär, durch den Spannungsabbau und die bewegungsbedingte Zirkulation der Lymphflüssigkeit, kann Yoga auch die Abwehrkräfte verbessern.
- **Qigong.** Hier gilt es in erster Linie, sich auf den Geist zu konzentrieren und den Körper wahrzunehmen. Mit geschlossenen Augen werden Atemübungen durchgeführt, oder man fokussiert von Kopf bis Fuss auf die einzelnen Körperpartien. Mithilfe der Qigong-Atemtechnik und den dazugehörigen Bewegungsübungen kann man sich auf plagende Körperstellen konzentrieren, schlechte Energien und psychische Anspannungen abatmen und bewusst gute Energien mit frischer Luft zuführen.
- **Tai-Chi.** Die meditativen, langsamen Bewegungen beim Schattenboxen sollen locker, entspannt und fliessend ablaufen. Regelmässiges Tai-Chi steigert die Körperkontrolle und senkt nachweislich die Stresshormonpegel.
- **Autogenes Training.** Dabei versetzt man sich selbst in eine tiefe Entspannung, die Bodyguards profitieren.

Zu wenig Schlaf macht auch die Bodyguards müde

Im Schlafzustand repariert sich der Körper unter dem Einfluss von Wachstumshormonen, und das Gehirn regeneriert sich. Guter Schlaf mit ausreichend erholsamen Tiefschlafphasen ist aber auch notwendig zur Stärkung und Erholung des Immunsystems. Etliche Abwehrzellen vermehren sich, insbesondere die Monozyten und Makrophagen, daneben wird die Synthese von Antikörpern gegen neu aufgespürte Erreger angekurbelt und die Wundheilung beschleunigt.

CRAZY FACT

An der Uni Lübeck wurden Studenten gegen Hepatitis A geimpft. Während eine Gruppe normal schlafen durfte, musste die andere Hälfte bis zum nächsten Abend wach bleiben. Die Nichtschläfer brachten nur halb so viele Antikörper gegen das Virus zustande – mit der gleichen Dosis Impfstoff.

IMMUN-KICKS

Voraussetzung für einen ungestörten, erholsamen Schlaf ist eine gute Schlafhygiene:

- Immer zur mehr oder weniger gleichen Zeit ins Bett gehen
- Ein ruhiges und dunkles Schlafzimmer (eventuell Ohrstöpsel und Augenbinde benutzen)
- Raumtemperatur 16 bis 18 Grad
- Zwischen Sport und Schlaf eine Stunde zum Herunterfahren einplanen
- Keine Handys und Bildschirmgeräte im Schlafzimmer
- Blaulicht der mobilen Geräte herausfiltern, Nachtmodus (Night-Shift-Funktion) aktivieren
- Der Schlafenszeit eine einstündige Bildschirmpause vorlagern oder eine Brille mit Blaulichtfilter verwenden
- Versäumten Schlaf nachholen, nicht nur am Wochenende

INFO *Ohne ausreichend Schlaf kein funktionstüchtiges Immunsystem! Im Schlaf werden Infektionen weiterbekämpft. Das erhöhte Schlafbedürfnis während einer Erkältung kennt jede und jeder – und auch das Phänomen, dass man sich nach einem langen Genesungsschlaf wie neugeboren fühlt.*

Ein gesunder Erwachsener benötigt im Durchschnitt sieben bis acht Stunden Schlaf. Während die meisten Menschen die empfohlene Anzahl Stunden schlafen, gibt es Kurzschläfer, die glauben, mit fünf Stunden auszukommen. Jugendliche benötigen mehr Schlaf als Erwachsene, zwischen acht und zehn Stunden.

Schlafmangel oder gar Schlafentzug führt zu einem Immundefizit, zu einer schwerwiegenden Beeinträchtigung der zellulären und humoralen Immunabwehr und langfristig zu chronischen Entzündungen. Schlafentzug schmälert die Arbeit der T-Lymphozyten, genauer gesagt das Identifizieren und Liquidieren von Eindringlingen, und erleichtert demzu-

> **BUCHTIPP**
> Ruth Jahn, J. Mathis, C. Roth:
> **Schluss mit Schlafproblemen!**
> So verbessern Sie Ihre Schlafqualität und Ihr Wohlbefinden.
> Beobachter-Edition, Zürich 2014
> www.beobachter.ch/buchshop

folge eine Attacke von Krankheitserregern. Wer regelmässig weniger als fünf Stunden pro Nacht schläft, ist anfälliger für Erkältungsviren und erkältet sich viermal häufiger als Langschläfer, wie eine Studie der Universität von San Diego ergab.

Der Mythos, dass der Schlaf vor Mitternacht der erholsamste sei, konnte übrigens widerlegt werden. Richtig ist, dass die erste Hälfte des Schlafes mit den intensivsten Tiefschlafphasen die wichtigste und gesündeste ist – egal ob vor oder nach Mitternacht.

MELATONIN

Das Schlafhormon wird, sobald es eindunkelt, in der Zirbeldrüse gebildet und steuert den Tag-Nacht-Rhythmus. In den Morgenstunden, wenn es hell wird, fällt der Melatoninspiegel wieder ab. Schichtarbeit und Interkontinentalflüge behindern die Melatoninproduktion.

Melatonin regelt aber nicht nur unseren Schlaf. Es hat eine wichtige Aufgabe als körpereigenes Antioxidans und wirkt auf diesem Weg Alterungsprozessen und höchstwahrscheinlich auch Krebserkrankungen entgegen. Das Hormon fördert die Regeneration aller Zellen und schützt die empfindlichen Zellkerne vor Entzündungen. In den Tiefschlafphasen, die für einen hohen Melatoninspiegel notwendig sind, regeneriert sich das Immunsystem. Die Bodyguards erstarken über Nacht und kommen zu neuen Kräften.

Die nächtliche Lichtverschmutzung, unter der vor allem Menschen in der Stadt leiden, und der abendliche Gebrauch von Computern (v. a. LED-Bildschirme), Tablets und Smartphones hemmen wegen des dem Tageslicht ähnlichen Blaulichts die Melatoninherstellung.

Kalte Dusche oder Sauna?

Regelmässige Saunabesuche verbessern die Thermoregulation des Körpers, und Wechselduschen bringen den Blutkreislauf unbestritten bis in die feinsten Kapillaren der Haut auf Trab. Aber leben Sauna- und Kneippfreudige deshalb länger oder gar gesünder?

Eine kürzlich veröffentlichte Langzeitstudie konnte aufzeigen, dass Saunieren – möglichst mehrmals pro Woche, jedoch nicht länger als 15 Minuten – das Risiko für Herz-Kreislauf-Erkrankungen und einen plötzlichen Herztod senkt. Vermutlich sind diese positiven Effekte auf den Blutdruck zurückzuführen sowie auf die sich erhöhende Herzfrequenz, die einer körperlichen Belastung mittlerer Intensität entspricht. Ganz nebenbei hebt sich übrigens auch die Stimmung. Dass die Bodyguards durch das Abhärten beim Saunieren und bei Kaltwasseranwendungen (Kneippen) direkt profitieren würden, ist allerdings nicht belegt.

Schattenseiten des Sonnenbadens

Vitamin D ist ein Schlüsselhormon für die Defensive; es regt die Zellen zur Herstellung von antibakteriellen Stoffen (Cathelicidine) an. Während im Sommer 15 Minuten im kurzärmligen T-Shirt für eine ausreichende Tagesdosis Vitamin D genügen, reicht in der dunkleren Jahreszeit, zwischen Spätherbst und Frühling, die Vitamin-D-Eigenproduktion wegen zu schwachen UV-Lichts oft nicht aus. In unseren Breitengraden herrscht deswegen verbreitet ein Vitamin-D-Mangel.

Wie viel Sonne ist denn nun zu wenig oder zu viel? Das ist individuell unterschiedlich, aber zugegebenermassen eine Gratwanderung, denn übermässige Sonnenexposition kann die Reaktivität des Immunsystems zumindest vorübergehend hemmen. Beispielsweise können latente Virusinfektionen reaktiviert werden (Herpesbläschen an den Lippen). Auf Sonnenschutzmittel darf bei längerem Aufenthalt an der Sonne nicht verzichtet werden (Hautalterung, Hautkrebsrisiko), allerdings verringern sie die körpereigene Vitamin-D-Bildung. Weitere Infos: www.bag.admin.ch (Faktenblatt Vitamin D).

> **INFO** *Sonnenbaden war vor über 100 Jahren fester Bestandteil einer Tuberkulosetherapie. Anstelle einer Heilung resultierte viel häufiger nur ein gewaltiger Sonnenbrand.*

Derzeit gehen die Meinungen auseinander, ob eine Vitamin-D-Substitution einen positiven Einfluss auf die Krebsrate, auf Herz-Kreislauf-Erkrankungen und Knochenbrüche hat. Im Winterhalbjahr ist eine befristete Substitution aber sicher nicht falsch.

> **BUCHTIPP**
> Caroline Fux, Ines Schweizer:
> **Guter Sex.** Ein Ratgeber, der Lust macht.
> Beobachter-Edition, Zürich 2017
> www.beobachter.ch/buchshop

Erfülltes Liebesleben

Regelmässiges Liebemachen kräftigt das Immunsystem, wie Wissenschaftler der ETH Zürich herausgefunden haben. Die während eines Orgasmus ausgeschütteten Hormone erhöhen die Anzahl Killerzellen im Blut. Zwei- bis dreimal Sex pro Woche lässt auch die Zahl der Antikörper ansteigen. Damit reagieren die Bodyguards möglicherweise prophylaktisch auf den Austausch von Körperflüssigkeiten, in denen sich allerlei Keime tummeln.

Zuträgliche und unzuträgliche Untermieter im Darm

Eine intakte Mikrobiota (Darmflora) zeichnet sich durch eine enorme Vielfalt von über 1000 Arten an Mikroorganismen (Diversität) aus. Mit einem grossen Spektrum an nützlichen Darmbakterien verdrängt sie andere, konkurrierende Mikroorganismen und erzeugt einen ersten Schutzwall – noch vor der Schleimhaut (siehe Seite 46). Auf einem Quadratzentimeter Dickdarm leben mehr Mikroorganismen, als es weltweit Menschen gibt. Die Mikrobiota unterstützt das Immunsystem bei der Ausreifung von Lymphozyten (T-Zellen) und macht giftige Substanzen und Krankheitskeime unschädlich, indem sie Giftstoffe ausscheidet. Als Gegenleistung bietet ihr der Mensch im Verdauungstrakt ein warmes Zuhause und Nahrung zur Genüge – die perfekte Symbiose. Ausser der Einwirkung auf das Verteidigungsdispositiv beeinflusst die Mikrobiota selbstverständlich die Verdau-

> **ZWEI BEGRIFFE**
> - Mikrobiom: Gesamtheit aller Mikroorganismen im und auf dem Körper
> - Intestinales Mikrobiom = Mikrobiota = Darmflora = alle im Magen-Darm-Trakt vorkommenden Mikroorganismen
>
> Die gebräuchliche Bezeichnung «Darmflora» ist eigentlich falsch und veraltet, weil es sich bei der Mikrobiota nicht um eine Flora, also um Pflanzen handelt.

ung, aber auch das Körpergewicht. Da Darm und Hirn eng verbunden sind, prägt sie unser Gedächtnis, unsere Gedanken und unsere Stimmungen (siehe Seite 154). Neuerdings vermutet man, dass sie auch bei psychischen Erkrankungen eine Rolle spielt.

Das intestinale Mikrobiom ist dynamisch. Viele Faktoren verändern es im Laufe des Lebens; natürlich vor allem Antibiotikatherapien, ferner die Gene, die Art der Geburt (Kaiserschnitt oder durch den Geburtskanal, siehe Seite 55), das Stillen, die frühkindliche und spätere Ernährung, Stress, Alkohol, hygienische und geografische Gegebenheiten.

> **INFO** *Ballaststoffe, die unverdaubaren Faserbestandteile von Obst, Gemüse und anderen Nahrungsmitteln, erhalten die Artenvielfalt des intestinalen Mikrobioms. Sie nähren und befeuern die Darmbakterien bei ihren Tätigkeiten.*

Eine krankhaft veränderte, aus der Balance geratene Mikrobiota und eine in ihrer Funktion eingeschränkte Schleimproduktion ermöglichen es unerwünschten Mikroorganismen, Giften oder Allergenen, bis zur Schleimhaut vorzudringen und durch diese in die Blutbahn zu gelangen.

Eine Abnahme der Diversität (Artenvielfalt) der Darmbewohner begünstigt eine Fehlbesiedelung (Dysbalance oder Dysbiose). Sie geht einher mit dem Überhandnehmen von pathologischen Bakterien.

IMMUN-KICK

Die Empfehlungen für ein gesundes Darminnenleben umfassen eine vielfältige, vorwiegend pflanzliche Kost und Ballaststoffe (z. B. [Rosen-]Kohl, Fenchel, Rüebli, Broccoli, Spargeln etc.), Hülsenfrüchte (Kichererbsen, Bohnen, Linsen), Präbiotika (das sind Ballaststoffe, die eine physiologische Mikrobiota begünstigen: Leinsamen, Weizenkleie, Hirse, Artischocken, Chicorée, Lauch, Schwarzwurzeln, Zwiebeln, Topinambur etc.), Joghurt, Kefir, Beeren – und regelmässige Bewegung.

Fehlbesiedelung im Darm

Die heutige Lebensweise der westlichen Zivilisation führt häufig zu einer unnatürlichen Darmbesiedelung. Kaiserschnitte, Antibiotika, übertriebene

Hygiene, verarbeitete Lebensmittel und eine ballaststoffarme Ernährung haben den Verlust der Bakterienvielfalt im Verdauungstrakt zur Folge. Eine Dysbiose – das ist eine ungünstige Zusammensetzung der bakteriellen Besiedelung des Darms, ein Mangel an guten und die Ausbreitung von schlechten Bakterien – kann als Risikofaktor für eine Reihe von Krankheiten infrage kommen: Übergewicht, Diabetes Typ 2, Depressionen, einen Reizdarm oder Darmkrebs usw. Die Zusammensetzung der Mikrobiota ist auch einer der Gründe dafür, dass manche so viel essen können, wie sie wollen, ohne zuzunehmen, während andere nur schon beim Gedanken an ein Stück Kuchen Gewicht zulegen. Auch Allergien und Autoimmunerkrankungen (siehe Seite 77 bzw. 84) sind möglicherweise auf eine gestörte Diversität der Mikrobiota zurückzuführen. Noch ist allerdings nicht geklärt, ob die veränderte Zusammensetzung der Darmbewohner Ursache oder Folge einer Krankheit ist.

IMMUN-KICKS

- Vermeiden Sie die vorschnelle, manchmal gar unnötige Einnahme von Antibiotika, z. B. bei viralen Infektionen. Sprechen Sie mit Ihrem Arzt! Werden Antibiotika eingesetzt, greifen diese nicht nur die krank machenden Bakterien an, sondern auch viele der erwünschten, nützlichen Darmbewohner und schwächen dadurch zumindest vorübergehend das Immunsystem (siehe Seite 98).
- Beim Einsatz von Probiotika, lebenden Kleinstlebewesen, die eine gestörte Darmflora wieder ausbalancieren, ist auf eine möglichst hohe Vielfalt der eingesetzten Bakterienarten zu achten. Umstritten sind Probiotika in Form eines einzelnen Mikroorganismus, weil einer allein selten ein gestörtes Gleichgewicht wiederherstellen kann.
- Mit einer langfristigen Umstellung der Ernährung kann die Fehlbesiedelung des Darms ausgeglichen und stabilisiert werden. Nicht die Gabe von Probiotika steht im Vordergrund, sondern eine Änderung der Essgewohnheiten in Richtung einer mehr oder weniger vegetarischen Vollkost, die arm an tierischen Fetten, ballaststoffreich und mit vielen sekundären Pflanzeninhaltsstoffen versehen ist. Mehr zur Ernährung siehe Seite 110.

Genuss mit Mass

Die täglichen Freuden versüssen das Leben, aber die Schwelle zum Übertreiben ist niedrig. «Mit Mass geniessen» lautet die Parole.

Der ewige Kampf mit der Waage
Übergewicht hat sich in der Schweiz zu einer Volkskrankheit entwickelt: 40 Prozent der Erwachsenen und 20 Prozent der Kinder sind übergewichtig. Bei den Menschen über 65 sind hierzulande über 50 Prozent zu füllig. Übergewicht schadet dem Immunsystem in verschiedener Hinsicht:

> **BUCHTIPP**
> David Fäh: **Stressfrei abnehmen.**
> Ohne Diät zum gesunden Wohlfühlgewicht.
> Beobachter-Edition, Zürich 2019
> www.beobachter.ch/buchshop

- Die überquellenden Fettdepots produzieren entzündungsfördernde Substanzen und unterhalten chronische Entzündungen (siehe Seite 161).
- Die hohe Zufuhr von Kohlenhydraten und Fetten dämpft das Immunsystem und macht die Bodyguards träge, weshalb fettleibige Menschen vermehrt an Infektionskrankheiten leiden.

Intermittierendes Fasten
Fasten, der bewusste Verzicht auf Nahrung, drosselt den Stoffwechsel und verlangsamt den Alterungsprozess. Neben einer Fastenkur, bei der über einen bestimmten Zeitraum die Reduzierung der Kalorienmenge im Vordergrund steht, erzielt das intermittierende Fasten die für den Körper besten Effekte, wie zahlreiche Studien beweisen konnten. Bei Säugetieren wurden eine verzögerte Immunoseneszenz (siehe Seite 60) und eine verlängerte Lebenszeit beobachtet.

Intermittierendes Fasten bedeutet einen kurzfristigen Nahrungsverzicht. Es ist recht unkompliziert und auf viele Arten praktizierbar. Varianten:
- eine Mahlzeit auslassen, zum Beispiel das Frühstück oder das Abendessen (Dinner-Cancelling). Falls der Magen knurrt, etwas Wasser oder ungesüssten Tee trinken.
- acht Stunden normal essen und 16 Stunden darben
- einmal pro Woche einen Fastentag einschalten oder nur zwischen 17 Uhr und 20 Uhr essen, dafür alles, was man mag, bis man satt ist.

«Das Leben ist wie eine Ballonfahrt. Manchmal muss man erst Ballast abwerfen, um wieder steigen zu können.»

(Aus dem Internet)

14- bis 16-stündige Essenspausen aktivieren Reparaturgene (Sirtuine) und lösen einen Reinigungsprozess aus, die Autophagie. Dabei holt sich der Körper vermehrt Energien von beschädigten Strukturen und verwertet ihre Bestandteile, darunter auch Bakterien und Viren.

Von Bedeutung beim Fasten ist auch, dass es nicht allzu lange andauert und nur zeitweilig und nicht immer nach dem gleichen Schema erfolgt, sonst entfällt der regenerierende und reinigende Reiz.

IMMUN-KICK

Sagen Sie dem Übergewicht den Kampf an – am besten in Form von mehr Bewegung. Wenn Sie es allein nicht schaffen, besprechen Sie mit Ihrer Ärztin, welche Massnahmen in Ihrem Fall zielführend sein könnten. In Sachen Ernährung bringt das kurzzeitige Fasten neben der Gewichtskontrolle zusätzliche Vorteile (siehe oben).

INFO *Laut WHO hat Untergewicht nach den Infektionen den grössten negativen Einfluss auf das Abwehrsystem und führt zum Verlust an gesunden Lebensjahren. Hierzulande dominiert die Magersucht, in den armen Ländern führt eine extrem kalorien- und nährstoffarme Versorgung zu Kräftezerfall und starker Abmagerung. Das angeschlagene Immunsystem macht die betroffenen Menschen der Dritten Welt anfälliger gegenüber Infektionskrankheiten.*

Genuss- oder Suchtmittel? Alkohol, Tabak und Drogen

Der Grat zwischen Genuss- und Suchtmittel ist schmal. Während ein Glas Rotwein täglich durchaus gesundheitsfördernd sein kann und dank des potenten Antioxidans Resveratrol (siehe Seite 119) sogar die Lebenserwartung anhebt, überwiegen bei intensiverem Alkoholkonsum oder gar Missbrauch schnell die Nachteile. Alkohol ist als Gift für viele Folgekrankheiten und Unfälle mitverantwortlich.

3 ■■■ POSITIVE UND NEGATIVE EINFLÜSSE

Geringe Mengen **Alkohol** wirken sich positiv auf das Immunsystem aus. Was «gering» bedeutet, darüber streiten sich nicht nur die Wissenschaftler. Allgemein gilt ein Glas Wein oder ein halber Liter Bier täglich als unbedenklich; für Frauen ist weniger besser. Wird diese Grenze nicht überschritten, haben die moderaten Trinker seltener Infektionen als strikte Abstinenzler.

Chronischer Alkoholmissbrauch hingegen behindert die zelluläre und humorale Immunreaktion. Neben den zwangsläufig früher oder später zum Vorschein kommenden Schäden (Gehirn- und Leberschäden, Herz-Kreislauf-Erkrankungen) steigt das Krebsrisiko.

Wer fünf und mehr alkoholische Getränke pro Tag zu sich nimmt, hemmt unter anderem die virenbekämpfenden Lymphozyten, aber auch bakterienabweisende Stoffe. Besonders in der kalten Jahreszeit belastet ein übermässiger Alkoholkonsum die Bodyguards und erhöht die Wahrscheinlichkeit für Infektionen. Ein Rausch genügt, um die Leistung des Immunsystems für mindestens 24 Stunden herabzusetzen.

> **INFO** *Beinahe alle negativen Konsequenzen des Alkoholmissbrauchs sind im Laufe eines Monats reversibel, falls nicht bereits ein chronischer Leberschaden eingetreten ist.*

Auch nichts Neues: **Zigaretten** sind Gesundheitskiller. Tausende (!) von Schadstoffen verschulden Herzinfarkte, Lungenemphyseme, Hirnschläge und Krebs. Parallel dazu zehren die Gifte an der Immunabwehr. Je mehr und je länger jemand raucht, desto ausgeprägter sind die negativen Effekte. Im Blut schwimmen mehr, allerdings entkräftete Leukozyten und weniger Antikörper. Die Funktion der Granulozyten ist bei Raucherinnen und Rauchern massiv beeinträchtigt. Das macht diese anfälliger für infektiöse Erkrankungen. In der Lunge finden sich vermehrt Fresszellen zur Russpartikelbeseitigung, jedoch weniger der übrigen Abwehrzellen. Die reinigenden Flimmerhärchen der Atmungswege werden mit einer einzigen Zigarette stundenlang gelähmt. Alle diese Sachverhalte begünstigen Atemwegsinfektionen.

Heimtückisch ist auch, dass Nikotin ein grösseres Suchtpotenzial als Heroin oder Alkohol hat.

Drogenkonsumentinnen und -konsumenten sind besonders anfällig für Infektionskrankheiten. Die Ursache dürfte höchstwahrscheinlich eine deutlich reduzierte Aktivität der Immunzellen sein. Drogen ramponieren nicht nur die Organe und das Gehirn, sie greifen direkt in die Ausschüttung von Neurotransmittern ein. Kokain besetzt die Andockstellen für Dopamin, das Glückshormon; es sorgt für ein kurzes, berauschendes Glücksgefühl mit langfristig katastrophalen Folgen.

Die harten Drogen (Opiate und Opioide wie Morphium und Heroin) sind alle immunsuppressiv, d.h., sie unterdrücken die Abwehr.

Ecstasy leert die Serotoninspeicher im Hirn, was zu Depressionen führen kann. Wer die Droge wiederholt einnimmt, riskiert Beeinträchtigungen der Gedächtnisleistung. Irische Forscher stellten fest, dass der Konsum von Ecstasy die angeborene und die erworbene Immunabwehr schwächt.

Was das Immunsystem sonst noch beeinflusst

Neben Ernährung, Hygiene, Stress & Co. üben noch ein paar weitere, teilweise erstaunliche Faktoren Macht über unsere Gegenwehr aus. Dazu gehören unsere psychische Verfassung, gute oder gar keine Freunde, ungewollte Isolation und Einsamkeit, Strahlung und Umweltgifte – ja sogar unsere Haustiere.

Gesundheit und ein Immunsystem in optimaler Verfassung sind nicht allein dem Schicksal überlassen. Viele Umstände vermögen wir zu beeinflussen, anderen unvermeidbaren Einwirkungen können wir zumindest zielgerichtet entgegensteuern.

Der Einfluss der Psyche

Alle sieben Grundemotionen – Freude, Wut, Ekel, Furcht, Verachtung, Trauer und Überraschung – üben starke Kräfte auf unser Wohlbefinden aus. Psyche und Körper sind eng miteinander verbunden und beeinflussen einander wechselseitig. Naturnahe und östliche Medizintheorien sind sich

CRAZY FACT

Bei einem Patienten mit Leukämie wurde eine Transplantation von Stammzellen durchgeführt, die von seinem schizophrenen Bruder stammten. Der Mann wurde vom Blutkrebs geheilt, litt aber fortan ebenfalls an schizophrenen Halluzinationen und Wahnvorstellungen.

---

dessen schon längst bewusst, doch auch im Westen rückt die Erforschung dieser Wechselwirkung in den Fokus. So finden der Darm und seine Bewohner, die Mikrobiota, zunehmend Beachtung, denn zwischen Darm und Hirn herrscht eine enge Verbindung, die immer besser erforscht wird, die Darm-Hirn-Achse. Botenstoffe des Darms, die auch im Hirn eine Rolle spielen, beeinflussen zusammen mit Bakterien der Mikrobiota unsere Stimmungen, unsere Kreativität, ja sogar unser Körpergewicht (siehe Seite 150). Und da der Darm zu einem grossen Teil für unsere Immunabwehr zuständig ist, leuchtet es ein, dass auch Psyche und Immunabwehr ineinandergreifen.

Psychische Effekte
Dass sich das psychische Befinden in immunologischen Vorgängen bemerkbar macht, ist eine relativ neue Erkenntnis und dementsprechend ein moderner Wissenschaftszweig (Psychoneuroimmunologie). Die enge Beziehung respektive die Wechselwirkungen zwischen Nervensystem, Psyche und Immunsystem zeigt sich in einer Reihe von bemerkenswerten Sachverhalten und eindrucksvollen Forschungsergebnissen:

- Ekelgefühle können allergische Reaktionen auslösen, Angstgefühle Asthmaanfälle.
- Bei depressiven Patientinnen und Patienten konnten signifikant erhöhte Leukozytenzahlen und Entzündungswerte im Blut gefunden werden. Depressionen sind an eine gehemmte Immunantwort gekoppelt. Ist eine Depression überwunden, verschwinden die Entzündungszeichen wieder.
- Chronischer Stress vermindert die Anzahl T-Lymphozyten und begünstigt Infektionen. Stresshormone hemmen die Leistungsfähigkeit der Immunzellen; zu viele solcher Hormone können die Abwehrkraft des

Immunsystems untergraben. Chronischer Stress lässt latente, im Körper schlummernde Virusinfektionen wieder ausbrechen (Herpes).

- Bei Patientinnen und Patienten, die einen Arzt aufsuchen, ohne dass eine organische Ursache gefunden werden kann (psychosomatische Beschwerden, Somatisierungssyndrom), ist eine reduzierte Aktivität der Lymphozyten nachweisbar.
- Bei älteren Ehepaaren lässt sich nach dem Tod des einen Partners öfters beobachten, dass der andere wenige Wochen später ebenfalls stirbt. Beim überlebenden Partner ruft der Verlust nachweislich eine starke Funktionsschwäche der B- und T-Lymphozyten hervor.

Das Geschehen auf körperlicher Ebene

Das ZNS (Zentrales Nervensystem, also Hirn und Rückenmark) verständigt sich mit dem Immunsystem in erster Linie mithilfe von Botenstoffen und Nervenverbindungen, die direkt zu den lymphatischen Organen führen. Hormone, Botenstoffe und Nervenimpulse steuern Entzündungsreaktionen und wirken auf die Zellen des Verteidigungssystems ein.

Neurotransmitter, die Botenstoffe des Nervensystems, übertragen nicht nur Signale von einer Nervenzelle zur anderen, sondern beeinflussen in erheblichem Masse auch die Abläufe von Immunreaktionen. Direkt oder indirekt fördern oder hemmen diese Neurotransmitter die Antikörperbildung und die Wundheilung.

Kognitive (das Denken betreffende) und psychische Reize können eine Steigerung oder eine Hemmung der Defensivstärke bewirken.

Dass Krankheiten und organische Störungen umgekehrt psychische Symptome auslösen können, ist genauso bekannt. Eine Unterfunktion der

---

IKIGAI

In der japanischen Kultur bedeutet das Wort «Ikigai» so viel wie der «Sinn des Lebens» oder «Wofür es sich lohnt zu leben», «Wofür es sich lohnt, morgens aufzustehen». Der Begriff beschreibt die Gabe, schon in kleinen Dingen des Alltags Sinn und Freude zu finden und die eigenen Ziele mit Hingabe zu verfolgen. Anlässlich einer 2008 veröffentlichten Studie wurden über 40 000 Japanerinnen und Japaner gefragt, ob sie Ikigai haben. Diejenigen, die bejahten, hatten eine deutlich geringere Sterblichkeitsrate und weniger Herz-Kreislauf-Erkrankungen. Darüber hinaus wird vermutet, dass Ikigai das Immunsystem stärkt. ∎

Schilddrüse verursacht Depressionen, chronische Krankheiten schlagen aufs Gemüt, die Mikrobiota beeinflusst unsere Emotionen und eine schwere Erkältung nagt an unserer Lebenslust. Antriebslosigkeit, schlechte Laune bis hin zu einer depressiven Verstimmung sind oft die Folgen von Botenstoffen, die ein aktiviertes Immunsystem ausschüttet, insbesondere der Zytokine. Sie sorgen dafür, dass wir während einer Grippe das Bedürfnis haben, uns zurückzuziehen und einfach im Bett zu liegen.

«Es ist wichtiger zu erfahren, was für eine Person eine Krankheit hat, als zu wissen, was für eine Krankheit eine Person hat.»
(Hippokrates, griechischer Arzt, 460–370 v. Chr.)

INFO *Zytokine sind eine Gruppe von immunologischen Botenstoffen, die sowohl die humorale wie auch die zelluläre Immunreaktion beeinflussen (mehr zur Unterscheidung humoral/zellulär siehe Seite 26). Es handelt sich um Proteine, die Abwehrzellen heranwachsen lassen und sie gleichzeitig aktivieren, z. B. durch eine Steigerung der Phagozytose (siehe Seite 28).*

Desgleichen kann auch das Immunsystem das zentrale Nervensystem massgeblich beeinflussen. Zellen des Abwehrsystems sind in der Lage, die Blut-Hirn-Schranke, die selektiv durchlässige Barriere zwischen Hirn und Blutstrom, zu durchqueren und kognitive Prozesse zu prägen. Das adaptive Immunsystem scheint das Lernen zu fördern, wie Tierversuche belegen. Zellen der Abwehr produzieren ihrerseits Neurotransmitter des Gehirns, Botenstoffe wie Dopamin (Glückshormon) sowie Adrenalin und Noradrenalin (stoffwechselaktivierende Stresshormone). Diese Substanzen wirken auf die Hirnentwicklung, die psychische Verfassung und die geistige Fitness ein.

Optimismus, Freude und Lachen
Wie beeinflusst unsere Haltung dem Leben gegenüber unsere Immunabwehr und damit unsere Gesundheit? Diese Frage lässt sich (noch) nicht abschliessend beantworten, doch haben Forscher diesbezüglich erstaunliche Zusammenhänge aufgedeckt. So bilden Patientinnen und Patienten, die an ihre Genesung glauben, mehr Immunzellen. Optimistische, zuversichtliche Patienten erholen sich schneller von Operationen, lassen sich

weniger schnell von Erkältungsviren anstecken und erkranken seltener an einer Demenz. Hängen diese Erkenntnisse wirklich zusammen oder ist es einfach so, dass Optimisten grundsätzlich gesündere Lebensgewohnheiten pflegen? Tatsache ist, dass sie weniger rauchen und trinken, sich öfters bewegen und sich ausgewogener ernähren als ihre pessimistischen Zeitgenossen.

Angesichts der vielen schlechten Nachrichten in den Medien, mit denen wir Tag für Tag konfrontiert werden, ist es nicht einfach, ein Optimist zu sein. Schlechte Nachrichten verkaufen sich eben gut. Objektiv gesehen ist jedoch vieles besser als früher. Es gibt seltener Kriege und Hungersnöte, weniger Armut und eine tiefere Kindersterblichkeit. Die gegenwärtigen Probleme der Menschheit – die Furcht vor einem Klimawandel, die ungleiche Verteilung des Wohlstandes und die Massenmigration – sind beunruhigend, aber grundsätzlich lösbar. Ein Optimist gibt nicht auf und glaubt daran, dass Probleme behoben werden können.

«Jeder Mensch lacht anders, doch alle weinen gleich.»
(Unbekannt)

TIPP *Sie können bewusst versuchen, sich vermehrt an den kleinen Dingen des Alltags zu erfreuen und für scheinbar Selbstverständliches dankbar zu sein. Versuchen Sie es den Japanern nachzutun, und üben Sie sich in Ikigai (siehe Seite 156).*

LACHEN ALS IMMUN-KICK

Ist Lachen wirklich so gesund, wie überall verkündet wird? Ja! Durch die tiefen Atemzüge nimmt die Lunge mehr Sauerstoff auf, das Herz schlägt schneller, der Stoffwechsel wird angeregt, und wir fühlen uns danach entspannt. So weit, so gut. Aber profitiert auch das Immunsystem von einem Lachanfall? Eindeutig, weil Menschen, die öfters lachen, entspannter mit Stress umgehen, wie verschiedene Studien nachweisen konnten. Nach einem lauten Lachanfall (weniger nach einem blossen breiten Grinsen) sinkt der Stresshormonpegel, die Antikörper und Interferone steigen an, und die Killerzellen im Blut vermehren sich. Die Infektabwehr wird unmittelbar gestärkt. Kein Wunder sorgen Klinikclowns für eine heilsame Ablenkung. Und frisch operierte Patientinnen und Patienten brauchen weniger Schmerzmittel, wenn sie lustige Videos anschauen, anstatt sich mit ernsten Themen zu befassen.

INFO *Lachen ist ein sozialer Klebstoff – denn wer lacht, beisst nicht! Lachen bringt nicht nur Freude zum Ausdruck, es verrät mehr über einen Menschen als bisher gedacht. Verlegenes Lachen lässt Unsicherheit weniger schwer wiegen, verschämtes, entschuldigendes Lachen hilft, eine schwierige Situation zu überstehen, und ein offenes Lachen zur Begrüssung verspricht eine lockere Begegnung.*

Das soziale Netz und die Folgen der Vereinsamung

Enge soziale Beziehungen – gemeint sind hauptsächlich vertrauensvolle Familienverhältnisse und gute Freundschaften – senken den Stresshormonspiegel und beleben das Immunsystem, sie machen es widerstandsfähiger. Nicht die Grösse des sozialen Netzes ist entscheidend; die Aussage «Je mehr Bekannte, desto länger und gesünder das Leben» trifft nicht zu. Viel wichtiger ist die Qualität der Beziehungen. Eine stabile Familie, die Geborgenheit bietet, und echte, verlässliche Freunde haben den bestmöglichen Einfluss auf eine starke Selbstverteidigung.

Umgekehrt scheint es übrigens genauso zu funktionieren: Untersuchungen bei Mäusen konnten aufzeigen, dass fehlende Immunzellen (T-Lymphozyten) das Sozialverhalten und die Kontaktfreudigkeit beeinflussen.

 INFO *Untersuchungen am Max-Planck-Institut erbrachten Hinweise, dass sich Tiere bei der Partnerwahl von ihrem Geruchssinn leiten lassen. Die individuelle Ausdünstung gibt Informationen zu passenden Lebenspartnern mit möglichst idealem ergänzendem Immunsystem.*

Sozialer Stress und Einsamkeit

Sozialer Stress – dazu gehört neben ungewollter Einsamkeit, einer tiefen sozialen Stellung und dem täglichen Überlebenskampf auch der ansteckende Stress von uns nahestehenden Menschen (gestörte Beziehungen, Streit und Probleme, Zeit- und Leistungsdruck etc.). Haben wir kein soziales Umfeld, kein Zugehörigkeitsgefühl, obwohl wir das gern hätten, mündet diese psychische Belastung in einen chronischen Stresszustand. Beides, chronischer Stress und die langdauernde, unfreiwillige soziale Isolation entkräften die Immunabwehr. Entzündungen häufen sich, und der Wider-

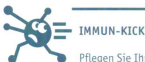

IMMUN-KICK

Pflegen Sie Ihre echten, wertvollen Freundschaften! Es ist schwierig, gute Freunde zu finden, aber sehr einfach, sie wieder zu verlieren.

stand gegen Viren wird geschwächt. Anders ist es mit frei gewählter Einsamkeit: Wer wie ein Einsiedler lebt, kann durchaus zufrieden sein und ein hohes Alter erreichen.

In der Schweiz sterben Menschen aus tiefen sozialen Schichten im Durchschnitt bis zu viereinhalb Jahre früher als wohlhabendere, gut situierte Personen. Aber nicht nur der soziale Status beeinflusst die Gesundheit und das Immunsystem. Mitverantwortlich dürften viele weitere Faktoren sein, die vor allem den Lebensstil betreffen.

Die dominierenden Alphatiere der Affen haben eine schnellere Wundheilungsrate, die Bodyguards sind bei ihnen besonders aktiv. Demgegenüber konnten Wissenschaftler verschiedener Länder beobachten, dass Affen in einem niedrigen sozialen Rang über schlechter reagierende Abwehrzellen verfügen. Diese Auswirkungen sind vermutlich beim Menschen noch ausgeprägter, weil ein tiefer sozialer Status oft als selbstverschuldet angesehen wird – was für zusätzlichen Stress sorgt.

«Das Gesicht eines Menschen siehst du im Licht – seinen Charakter im Dunkeln.»
(Chinesische Weisheit)

Hundehalter leben länger

Haustiere sind eigentlich Keimschleudern, was sich in den meisten Fällen jedoch als immunstärkend erweist. Der positive Effekt eines Haustieres auf die Psyche und die Gesundheit des Halters ist unbestritten. Menschen mit Haustieren haben ein geringeres Krankheitsrisiko, und die Lebenserwartung ist höher. Haustiere senken den Blutdruck und das Schlaganfall- und Herzinfarktrisiko. Kinder, die mit Hunden oder Katzen aufwachsen, entwickeln ein erprobtes Immunsystem und sind weniger anfällig für Allergien.

Sich mit seinem Hund zu beschäftigen und ihn zu streicheln lässt den Stresspegel absinken. Bei beiden, beim Hündeler wie beim Hund, wird das Kuschelhormon (Oxytocin) ausgeschüttet. Durch die täglichen Spaziergänge sind Hundehalter im Durchschnitt gegenüber Gleichaltrigen fitter, sie haben einen aktiveren Lebensstil. Weitere Begleiterscheinungen, die sich indirekt positiv auf das Immunsystem auswirken: Tierhalter sind selbstbewusster und kontaktfreudiger, Haustiere fördern gesellschaftliche Beziehungen, sie beugen sozialer Isolation vor.

Der Nachteil von Haustieren: Allzu naher Kontakt oder das Schmusen mit dem Liebling können die Übertragung von Mikroorganismen und Parasiten begünstigen – so geschehen beispielsweise bei Ausbrüchen der Vogelgrippe.

Chronische Entzündungen attackieren Körper und Abwehr

Akute Entzündungsreaktionen sind eine von vielen Heilmassnahmen des Immunsystems, damit am Ort des Geschehens die Durchblutung ansteigt und die Abwehrzellen möglichst zahlreich zur Bezwingung eines Erregers aufkreuzen. Demgegenüber sabotieren chronische Entzündungen, ausgelöst durch schädliche Reize, den Organismus. Sie bilden andauernd aggressive Sauerstoffradikale. Diese beschleunigen den Alterungsprozess (aus dem Englischen stammt der Begriff des Inflammaging) und stehen am Anfang von Erkrankungen. Radikalfänger (Antioxidantien) können helfen, ein Übermass an zellschädigenden Sauerstoffverbindungen – man spricht von oxidativem Stress – zu neutralisieren. Normalerweise verfügt der Kör-

DIABETES

Beim Typ-1-Diabetes produziert die Bauchspeicheldrüse kein Insulin mehr, weil das Abwehrsystem in einem Autoimmunprozess die Insulin produzierenden Zellen in der Bauchspeicheldrüse zerstört hat. Typ 2 nannte man früher Altersdiabetes, er ist aber zunehmend auch bei jüngeren Menschen mit starkem Übergewicht anzutreffen. Ein schlecht eingestellter Blutzucker, sei es bei Diabetes Typ 1 oder 2, schwächt das Immunsystem. Menschen mit Diabetes leiden öfters unter bakteriellen Infektionen der Atem- und ableitenden Harnwege. Erklärt wird die erhöhte Infektanfälligkeit mit der verminderten Durchblutung, einer gehemmten Immunantwort und der erhöhten Zuckerkonzentration im Gewebe, die die Ansiedlung von Bakterien begünstigt.

IMMUN-KICK

Stress, Rauchen, nährstoffarme, fettige und zuckerreiche Nahrung, übermässiger Alkoholkonsum, Umweltgifte und Infektionen (z. B. mit Erkältungsviren) führen zu einer Vermehrung der unerwünschten Radikale. Eine ausgewogene Ernährung mit vielen sekundären Pflanzeninhaltsstoffen (siehe Seite 116), Fisch, Baumnüssen, Lein- und Olivenöl (Omega-3-Fettsäuren), die Vermeidung von Stress und Übergewicht halten die zellverletzenden Sauerstoffverbindungen dagegen im Zaum.

---

per über ausreichende Entgiftungsmechanismen, um diese für alle Zellen schädlichen Substanzen zu beseitigen. Doch mit zunehmendem Alter erschöpft sich das Reservoir an körpereigenen Antioxidanzien, und wir sind auf Hilfe von aussen angewiesen. Entzündungshemmende Nahrungsmittel sind neben Obst und Gemüse fettarme Proteine (Fisch), kalt gepresstes Olivenöl sowie Knoblauch, Zwiebeln, Kohl, Ginseng, Hagebutten, Kresse und frische Kräuter.

Viele schleichende Entzündungsprozesse verlaufen über Jahre hinweg unbemerkt, da unterhalb der Schmerzgrenze. Diese chronischen, sogenannt stummen Entzündungen sind einer der Auslöser für die heutigen Zivilisationskrankheiten. Wenn an immer mehr Stellen Entzündungsherde aufflammen, verlieren die Bodyguards zusehends ihre spezifische Anpassungsfähigkeit und ihre Schlagkraft.

Strahlen und Gifte überall

Das Strahlenmeer, dem wir ausgesetzt sind, wird täglich dichter. Neben den natürlichen Strahlen ist dafür vor allem das immer leistungsfähigere Mobilfunknetz verantwortlich. Nicht genug der unsichtbaren Bedrohungen, greifen auch Schadstoffe in der Luft (Feinstaub) und in der Nahrung unsere Gesundheit an.

Ionisierende Strahlung

Energiereiche, ionisierende Strahlung ist gesundheitsschädlich, weil sie biologische Strukturen, unsere Zellen, verändert. Ionisierende Quellen sind Röntgen- und die UV-Strahlen der Sonne, die kosmische Strahlung aus dem Weltall, das aus der Erde strömende Radon und alle radioaktiven Substanzen. Die Summe dieser zerstörerischen Strahlen begünstigen Krebs und Leukämien, weil sie Immunreaktionen unterdrücken. Die ionisierende Strahlung lässt ausserdem massenhaft ungesunde Sauerstoffradikale entstehen. Diese verändern das Erbgut, das bei der Zellteilung an die Tochterzelle weitergegeben wird.

UV-Strahlung wirkt immunsuppressiv, weshalb man sich während einer Erkältung nicht intensiver Sonnenbestrahlung aussetzen sollte. Auf der anderen Seite werden ionisierende Strahlen als Behandlung zur Zerstörung von bösartigen Tumorzellen eingesetzt.

Die Strahlung des Mobilfunknetzes ist nicht ionisierend, das bedeutet nach heutigem Wissensstand, dass sie nicht gesundheitsgefährdend ist.

Umweltgifte und Schadstoffe

Aktive Vulkane spucken tonnenweise Feinstaub aus, konnen ganze Kontinente über Jahrhunderte verdunkeln und Massensterben auslösen. In unseren Breitengraden ist heutzutage jedoch der Mensch der Hauptverursacher von Feinstaub respektive von Smog in den Grossstädten. Die ultrakleinen Teilchen des Feinstaubs dringen tief ins Lungengewebe ein und gelangen bis in den Blutkreislauf. Feinstaub kann Allergien auslösen, den Atemwegen Schaden zufügen und v. a. bei Kindern die Funktion der Hirnzellen, insbesondere die Lernfähigkeit, beeinträchtigen.

> **INFO** *Extreme Feinstaubbelastungen können die Lebenserwartung verkürzen! Die WHO hat dazu eine Studie publiziert; demnach verkürzt die Feinstaubbelastung die Lebenserwartung der Menschen in europäischen Ballungszentren um durchschnittlich neun Monate.*

Umweltgifte, Pestizide und Schwermetalle beeinflussen den Hormonhaushalt und schädigen die Bakterienvielfalt im Darm. Gift für die Abwehr sind Benzol (im Zigarettenrauch), Metalle wie Blei, Arsen und Quecksilber (Amalgamfüllungen), ausserdem Nickel, Cadmium, Insektizide und Lösungsmittel. Vor allem die Schwermetalle Quecksilber, Cadmium und Blei sind verantwortlich für eine erhöhte Abwehrschwäche gegenüber bakteriellen und viralen Infektionen.

Kalte Jahreszeit, Grippezeit

Sind wir im Winter anfälliger für Krankheiten? An der Grippewelle sterben hierzulande jährlich durchschnittlich 1500 vor allem ältere und geschwächte Menschen. Ausser bei einem ausgeprägten Sonnenlichtmangel, der die Bildung von ausreichend Vitamin D verhindert, und bei mangelhafter Ernährung sind wir hingegen in der kalten Jahreszeit nicht generell anfälliger. Und doch sind wir häufiger krank – warum? Liegt es an den fitteren Viren, an unpassender Bekleidung oder an den ausgetrockneten Schleimhäuten?

Influenza-Viren verbreiten und vermehren sich in den Wintermonaten besonders gut und schnell, weil sie trockene, kalte Luft mögen. Im Winter ist nicht nur die Aussenluft trockener, auch die beheizten Innenräume bieten ideale Bedingungen. Auf den schlecht befeuchteten Schleimhäuten werden die Viren nicht gleich weggespült und gelangen schneller zu den Wirtszellen – erstklassige Verhältnisse für die Erreger. Im Sommer dagegen kann die warme Luft viel mehr Feuchtigkeit aufnehmen – und das behagt den Grippe-Viren gar nicht. Bei einer Luftfeuchtigkeit von über 80 Prozent und 30 Grad Wärme können sie sich nicht mehr verbreiten.

Im Winter sind banale Erkältungen (sogenannte grippale Infekte) am häufigsten. Sie werden von einer Vielzahl von Viren angezettelt, nicht aber vom Influenza-Virus, dem Erreger der eigentlichen Grippe. Schön regelmässig inszenieren diese Viren jeden Winter eine Grippewelle, die sechs bis acht Wochen andauert.

IMMUN-KICKS

Bei einer beginnenden Erkältungskrankheit kann zur Linderung der Symptome und zwecks einer potenziellen Verkürzung der Dauer und Minderung des Schweregrades Folgendes unternommen werden:

- Vitamin C, 1000 mg pro Tag
- plus Vitamin E, 600 mg bis 800 mg pro Tag
- plus Zink, 15 bis 30 mg pro Tag
- heisser Ingwertee mit Zitrone und Honig (siehe Seite 123)
- genügend Schlaf

Während eine normale Erkältung deutlich milder verläuft, beginnt eine Grippe nach wenigen Stunden bis höchstens drei Tagen Inkubationszeit (Zeit zwischen Viruskontakt und Krankheitsausbruch) schlagartig und heftig mit hohem Fieber, Husten, Schüttelfrost und Gelenkschmerzen. Die echte Influenza dauert im Allgemeinen ein bis zwei Wochen, während der die Betroffenen ansteckend sind. Nach fünf bis sieben Tagen ist das Schlimmste für gewöhnlich überstanden.

Influenza-Viren vermehren sich rasend schnell. Zerfällt eine infizierte Wirtszelle, so werden 100 000 neue Viren frei, die sofort die Nachbarszellen befallen. Diese blitzartige Ausbreitung ist der Grund, dass man «von gleich auf jetzt» erkrankt.

Die Ansteckung kann entweder aerogen durch Tröpfchen (Husten, Sprechen) oder durch direkten Kontakt (Händeschütteln, Türgriffe, Küssen) erfolgen. Deshalb sollen Grippekranke nicht in die Hände husten oder niesen, sondern in ein Einwegtaschentuch, das sie nachher sofort entsorgen. Falls kein Taschentuch zur Hand ist: in die Armbeuge niesen.

Bei idealen äusseren Bedingungen können Viren bis zu zwei Wochen auf feuchten Oberflächen oder Türklinken überleben. Die beste Prophylaxe vor einer Grippeinfektion ist daher, sich mehrmals täglich gründlich (bis zu einer halben Minute lang) die Hände zu waschen und grosse, dichte Menschenansammlungen zu meiden.

Eine Grippeimpfung, wie sie zwischen Oktober und November empfohlen wird, schützt zu 60 bis 80 Prozent. Der Impfstoff muss jedoch immer wieder neu angepasst werden, weil Influenza-Viren äusserst wendig sind und alle zwei bis drei Jahre ihre Oberflächenstruktur verändern. Tritt nach einer Impfung gleichwohl eine Grippe auf, so sind die Symptome meist abgeschwächt. Das BAG empfiehlt eine Impfung bei Personen über 65 Jahren, chronisch Kranken und Personen, die viel Kontakt mit anderen Menschen haben – insbesondere Pflegepersonal, weil sie geschwächte Patientinnen und Patienten anstecken können, für die eine Grippeerkrankung gefährlich ist.

Grippetherapie

Antibiotika sind gegen Viren fehl am Platz, weil absolut unwirksam. Sie sollten höchstens bei einer drohenden oder ausgebrochenen Zweitinfektion mit Bakterien eingesetzt werden. Im Übrigen behandelt man bei einer Grippe symptomatisch, also fiebersenkend und schmerzlindernd. Viel trinken hilft gegen den Flüssigkeitsverlust infolge Fieber und starkem Schwitzen. Einzelne virenhemmende Medikamente sind schon im Einsatz, andere in Erprobung und ein paar mit wenig Wirkung wieder in Vergessenheit geraten.

IMMUN-KICKS

- Die Lunge gut belüften mit tiefer Bauchatmung und viel Bewegung an der frischen Luft. Lungenflügel haben keine Muskeln; das Zwerchfell bewegt die Lungen und sorgt dafür, dass Luft eingesogen und wieder ausgestossen wird.
- Oft und gründlich die Hände waschen. Die Grippeerreger sitzen auf allen möglichen Oberflächen, die wir berühren. Anschliessend fassen wir uns an den Mund oder an die Nase – und schon sind die Viren in ihrem Schlaraffenland angekommen.
- Die im Winterhalbjahr aufgeheizte Luft in den Innenräumen lässt die Schleimhäute austrocknen und macht diese anfälliger für eine Ansteckung mit Viren. Ausreichend Flüssigkeit, Nasensprays und ein Luftbefeuchter verhindern, dass die natürliche Barriere durchlässiger für Mikroorganismen wird. Die Raumluft auf ca. 40 bis 60 Prozent Feuchtigkeitsgehalt anreichern.
- Viel trinken!
- Während einer Grippewelle grosse Menschenansammlungen und enge Körperkontakte (Umarmungen) meiden. Wo viele Menschen zusammenkommen, ist die Ansteckungsgefahr am grössten.

3 ■■■ POSITIVE UND NEGATIVE EINFLÜSSE

Reisen ohne böse Überraschungen

Wenn einer eine Reise tut... dann bringt er was nach Hause. Gemeint sind in diesem Fall Parasiten oder auch einfach nur schlechte Erinnerungen an Ferien im Bett. Eine gute Reisevorbereitung lohnt sich, vor allem wenn es einen in Länder zieht, deren Hygienestandards nicht den unseren entsprechen.

Wir leben in einem wahren Paradies, was die Sauberkeit betrifft. Strassen und Böden, die fleissig gekehrt werden, einwandfreies Wasser und die strengen Hygienevorschriften in Restaurants tragen ihren Teil dazu bei, dass wir in der Schweiz eine der höchsten Lebenserwartungen haben. Wenngleich auch hierzulande eine Lebensmittelinfektion möglich ist, so begegnen uns Durchfallerreger doch viel häufiger beim Reisen in fremde Länder.

Lebensmittelinfektionen: Die Erreger und wie man ihnen aus dem Weg geht

Nicht enden wollende Durchfälle gehören zu den Schreckgespenstern aller Reisenden. Für gesunde Erwachsene sind lebensmittelbedingte Erkrankungen eine unangenehme Erfahrung, für Kleinkinder und ältere geschwächte Menschen stellen sie bisweilen eine ernste Gefahr dar.

> **INFO** *Sind Toxine (Giftstoffe) die Auslöser von Magen-Darm-Beschwerden, spricht man von einer Lebensmittelvergiftung; sind es die Keime, von einer Lebensmittelinfektion.*

Erreger von Lebensmittelinfektionen
- **Salmonellenkeime** warten auf Eierschalen sowie rohem Schweine- und Hühnerfleisch auf ihre Opfer. Die sich anbahnende Krankheit zeigt eine Entzündung des Darms mit Fieber, Bauchschmerzen und Durchfall oder aber das Bild einer folgenschweren Typhuserkrankung, die unbehandelt zum Tod führen kann.

Eine Typhusimpfung wird mit Lebendimpfstoff durchgeführt und braucht rund fünfzehn Tage, um die volle Wirkung zu entfalten. Sie bietet einen hohen, jedoch keinen vollständigen Schutz, weshalb die Hygienevorschriften bei Reisen in Risikogebiete (siehe Seite 173) unbedingt beachtet werden müssen.

- **Escherichia coli** (abgekürzt E. coli) gehören zu den Bakterien einer normalen, gesunden Darmflora und sind hilfreich bei der Verdauung. Gewisse Coli-Bakterien können jedoch auch krank machen. Diese Stämme verursachen Wund- und Harnwegsinfektionen, oder sie produzieren Toxine, die zu schweren, blutigen Durchfällen führen (z. B. EHEC = Enterohämorrhagische Escherichia coli).
- **Yersinien** halten sich ebenfalls im Verdauungstrakt auf und lösen nicht grundsätzlich Krankheiten aus. Pathogene Yersinien-Bakterien führen zu Durchfall und Erbrechen. Man liest sie am ehesten mit nicht erhitzten tierischen Lebensmitteln auf, z. B. mit rohem Hackfleisch (Tatar).

  Die in früheren Jahrhunderten grassierende Pest (siehe auch Seite 193) geht auf eine Yersinien-Art zurück, diese ist jedoch in Europa mittlerweile ausgerottet.
- Auch **Shigellen** zählen eigentlich zu den guten Darmbakterien. Wenn sie durch das Verspeisen von mit Kot verunreinigten Lebensmitteln in den Magen gelangen, verursachen sie allerdings schmerzhafte Bauchkrämpfe und blutige Durchfälle. In Entwicklungsländern sind oft Fliegen die Überträger von Shigellen.
- **Campylobacter** sind die häufigsten Durchfallerreger. Sie werden vor allem durch Geflügelfleisch übertragen. Aus diesem Grund nur gut durchgegarte Hühnchengerichte essen! Seltener finden sich Campylobacter-Bakterien in Rohmilch, Rind- und Schweinefleisch.

CRAZY FACT

Gemäss einer amerikanischen Studie treten Reisedurchfälle in den gehobenen Luxushotels häufiger auf als in einfacheren Gasthäusern. Grund dafür könnte sein, dass sich die Touristen einerseits sicherer fühlen und weniger vorsichtig sind, andererseits, dass die Speisen in Spitzenhotels aufwendiger zubereitet werden und durch mehr Hände gehen, wodurch das Kontaminationsrisiko ansteigt.

GESUND BLEIBEN IM FLUGZEUG

In den Kabinen warten überall geduldig Keime auf die Flugpassagiere; Bakterien und Viren fliegen mit in die Ferien. Auf Armlehnen, Sitztaschen, Kissen und Klapptischen harren Durchfallerreger und Grippe-Viren aus, die tagelang überleben können. Touchscreen, Fernbedienungen und Toilettenspültasten sind wahre Keimschleudern. Beim Husten und Niesen der Mitflieger gelangen Keime in die Luft und werden mit der Lüftung fleissig in der Kabine verteilt. Ganz zu schweigen von den textilen Überzügen der Sitze, die mit allerlei Mikroben kontaminiert sind – besonders diejenigen der Sitze in der Gangreihe, weil man sich auf dem Weg zur Toilette und zurück gerne an deren Rücklehnen abstützt. Und bis man beim Boarding sein Handgepäck verstaut und sich in seinen Sitzplatz eingefädelt hat, ist man schon mit vielen Mitreisenden in Körperkontakt getreten und hat sich möglicherweise schon angesteckt.

Damit Sie trotzdem gesund und munter aus dem Flugzeug steigen: Abstand halten, Hände weg vom Gesicht, nach Möglichkeit Hände und Plastikoberflächen reinigen (Desinfektionstüchlein), offene Nahrungsmittel nicht direkt auf den Klapptisch legen. Nasensprays auf Langstreckenflügen verhindern ausserdem trockene, angreifbare Schleimhäute. ∎

- **Listerien** erzeugen eine grippeähnliche Infektion mit einer Sterblichkeitsrate von 20 Prozent bei Menschen mit immungeschwächter Abwehr. Sie vermehren sich auch in gekühlten, vakuumverpackten Nahrungsmitteln. Erhitzen tötet die Krankheitserreger ab. Vorwiegend in rohem Hackfleisch, in Salami und Rohmilchprodukten.
- **Cholera-Bakterien** verursachen besonders heftige Durchfälle (bis 25 Liter Flüssigkeitsverlust pro Tag!) mit der Gefahr der Austrocknung. Cholera tritt häufig bei schlechten hygienischen Zuständen in Ländern der Dritten Welt auf. Eine Impfung ist möglich, gewährt jedoch keine hundertprozentige Sicherheit. Dringlichste Prophylaxe: Nur sauberes Trinkwasser verwenden!
- **Staphylokokken** sind einer der häufigsten Bakterienstämme, die auf der Haut, im Darm und in der Vagina vorkommen, aber selten krank machend sind. Prädisponiert für Staphylokokken-Infektionen sind Neugeborene, kranke und immungeschwächte Patienten sowie Drogenkonsumenten (Injektion). Auf allen Lebensmitteln, die mit den Händen in Berührung kommen oder durch Husten und Niesen kontaminiert wurden, befinden sich Staphylokokken. Gängige Krankheitsbilder sind Abszesse, Blutvergiftungen, Darm- und Lungenentzündungen.

- **Clostridien** bilden Giftstoffe und sind imstande, verschiedene Krankheiten auszulösen, von Bauchfellentzündungen über Tetanus und Botulismus (lebensbedrohliche Lebensmittelvergiftung) bis zu Wundgasbrand. Botulinum-Toxin ist besonders gefährlich: Schon geringe Spuren in verdorbenen Konservendosen sind tödlich. Verdorbene Konserven erkennen Sie daran, dass der Deckel aufgebläht ist – dann sofort wegwerfen.
- **Noro-Viren** treten vorwiegend im Winterhalbjahr auf und sind vor allem in Gemeinschaftseinrichtungen, wo Menschen auf engem Raum zusammenleben, gefürchtet (Krankenhäuser, Altersheime, Schulen, Kreuzfahrtschiffe), weil sie sich rasend schnell ausbreiten.

  Die Inkubationszeit – also die Zeit zwischen Ansteckung und Krankheitsausbruch – dauert nur wenige Stunden, dann beginnen wässrige Durchfälle und schwallartiges Erbrechen. Die akuten Symptome sind begleitet von generalisierten Schmerzen. Die Erkrankung klingt nach ein paar Tagen normalerweise wieder ab. Wichtig in der nur symptomatisch möglichen Behandlung ist in erster Linie, den Wasser- und Elektrolytverlust auszugleichen.

  Eine Impfung ist noch nicht verfügbar. Vorbeugend hilft eine gute Hygiene. Desinfektionsalkohol tötet viele Bakterien ab, nicht aber unbehüllte Viren wie das Noro-Virus. Wenn man Lebensmittel auf über 70 Grad erhitzt, gehen grundsätzlich alle Viren zugrunde. Die Hände mit einem viruziden (virusabtötenden) Desinfektionsmittel behandeln, das in jeder Drogerie oder Apotheke erhältlich ist. Erkrankte müssen sofort isoliert werden.
- **Bacillus cereus** ist ein toxinfabrizierendes Bakterium, das Durchfall und Erbrechen herbeiführt. Das Erhitzen von Nahrungsmitteln kann die Erreger nicht vollumfänglich ausmerzen.

> **INFO** *«Montezumas Rache» ist ein Synonym für Reisedurchfall (Reisediarrhö), der am häufigsten bei Reisen in tropische und subtropische Länder mit niedrigen Hygienestandards auftritt. Er wird in über 80 Prozent der Fälle von toxinbildenden Bakterien herbeigeführt (überwiegend E. coli, Campylobacter, Salmonellen oder Shigellen), seltener durch Viren (Noro-Virus) und tierische Einzeller (Amöben). Definition Reisedurchfall: Mehr als drei- bis viermal täglich breiiger bis flüssiger Stuhlgang. Zur Behandlung siehe Seite 175.*

Die problematischen Tropen

Tropenkrankheiten sind Infektionskrankheiten, deren Erreger sich vorwiegend in tropischen und subtropischen Regionen wohlfühlen.

INFO *Vor einer Reise in die Tropen sollten Sie unbedingt den Hausarzt oder die Hausärztin oder aber ein medizinisches Reisezentrum konsultieren, um abzuklären, welche Impfungen notwendig sind, ob Sie sich gegen Malaria schützen müssen und wie Sie dies tun können, und um spezifische Informationen für Ihr Reiseziel einzuholen (Hygiene- und Gesundheitstipps für Reisende siehe Seite 173).*

Drei Tropenkrankheiten, die immer wieder in den Schlagzeilen auftauchen, sind die Malaria, das Zikafieber und die Lepra.

Malaria

Die vermutlich bekannteste und zu Recht gefürchtete Tropenkrankheit fordert immer noch jeden Tag über 1200 Tote.

Plasmodien, die Verursacher einer Malariainfektion, werden durch den Stich der weiblichen Anophelesmücke übertragen. Einmal im Blut angelangt, wandern die Parasiten in die Leber, wo sie die roten Blutkörperchen befallen und sich in ihnen vermehren. Typisch sind periodische Fieberschübe (Wechselfieber), Schüttelfrost sowie starke, grippeähnliche Kopf- und Gliederschmerzen.

IMMUN-KICK

Bis heute existiert kein hundertprozentiger Schutz vor Malaria; einen zugelassenen Impfstoff gibt es bisher nicht. Daher gilt es in erster Linie, Stiche zu vermeiden (Expositionsprophylaxe). Für Reisen in besonders exponierte Gebiete wird eine Vorbeugung mit Medikamenten empfohlen (Malariaprophylaxe). Möglicherweise reicht es auch, Medikamente mitzuführen und sie bei Bedarf zu nehmen. Lassen Sie sich im medizinischen Reisezentrum genau erklären, in welchem Zeitraum nach einem Stich Fieber auftritt und was Sie dann unternehmen sollten.

Derzeit sind fünf Arten von Malaria mit unterschiedlichen Erregern bekannt, die sich in ihrem klinischen Verlauf und Schweregrad unterscheiden.

> **INFO** *Als die Linthebene, das Gebiet zwischen Glarnerland und dem oberen Zürichsee, noch versumpft war, kam es wiederholt zu Malariaepidemien. Seit die Linth kanalisiert worden ist (1807–1822), ist die Sumpflandschaft und mit ihr auch die Malaria in der Schweiz verschwunden.*

Zikafieber
Ein durch Mücken übertragenes Virus führte 2015 in Brasilien und Zentralamerika zu tragischen Epidemien. Das Virus geht nicht nur vom Tier auf den Menschen (Zoonose) über, sondern wird auch von Mensch zu Mensch weitergereicht. Schwangere Frauen können ihr ungeborenes Kind infizieren, wobei das Virus schwere, unheilbare Missbildungen verursacht, womöglich eine Mikrozephalie (der kindliche Schädel und das Gehirn sind abnorm verkleinert, es kommt zu einer Intelligenzminderung und zu motorischen Störungen).

Die wichtigste vorbeugende Massnahme gegen das Virus besteht allein darin, sich die Mücken vom Leib zu halten (siehe Seite 173).

Lepra (Aussatz)
Es handelt sich um eine bakterielle Infektionskrankheit, die die Haut und das Nervensystem befällt. Lepra tritt vor allem noch in Entwicklungsländern auf; 80 Prozent aller Fälle betreffen Indien, Brasilien und Indonesien.

Eine Ansteckung geschieht durch direkten Kontakt mit den Infizierten oder durch Körpersekrete und Tröpfchen. Die meisten immunkompetenten Menschen (95%), die mit Lepra infiziert sind, erkranken jedoch nicht. Nach anfänglichen Hautsymptomen entzünden sich die Nerven, bis es im Endstadium zu Verstümmelungen und zum Verlust der Gliedmassen kommt. Eine Behandlung mit Antibiotika ist einfach und effektiv, aber leider kann ein Leprakranker jahrelang die Krankheit in sich tragen, bis sich die ersten Symptome zeigen.

Weitere in diesem Buch beschriebene Tropenkrankheiten: Cholera (siehe Seite 169), Denguefieber (siehe Seite 75), Parasitenerkrankungen (siehe

Seite 72) und die nicht nur auf die Tropen beschränkten Krankheiten wie Hepatitis (siehe Seite 184) und Poliomyelitis (siehe Seite 103).

Gesund bleiben unterwegs

Auf Reisen bewähren sich folgende Hygiene- und Gesundheitstipps:
- Wasser vor dem Trinken immer abkochen oder abgefüllte, original versiegelte Getränkeflaschen benutzen, auch fürs Zähneputzen
- Kein Leitungswasser trinken oder damit den Mund spülen, ohne es vorher abzukochen
- Keine Eiswürfel, kein offenes Glace
- Keine rohen Speisen (Gemüse, rohen Fisch und rohes Fleisch)
- Auf Salat und angeschnittene Früchte besser verzichten

> **INFO** Wenn Einheimische eine bestimmte Speise verzehren, heisst das noch lange nicht, dass Sie das auch bedenkenlos tun können. Denn Einheimische sind den lokalen Mikroben stetig ausgesetzt und dagegen in vielen Fällen immun – Sie nicht.

- Vorsicht bei unverpackten, unpasteurisierten Milchprodukten
- Nur Obst verzehren, das Sie selber schälen können
- Keine rohen Schalentiere (Austern, Muscheln) essen
- Nur durchgebratene Gerichte geniessen
- Auf nicht erhitzte Eier- und Milchgerichte verzichten (Mayonnaise, kalte Rahmspeisen usw.)
- Alkoholkonsum hilft nicht vorbeugend gegen Durchfallerreger.
- Oft die Hände waschen, vor den Mahlzeiten immer
- Es gilt die Faustregel «Peel it, cook it, boil it or forget it!» – schälen, kochen, sieden oder bleiben lassen!

Weitere Massnahmen, die Ihnen helfen, in der Ferne gesund zu bleiben:
- Mückenschutz: insektenabweisende Hautcremen (Repellents), Moskitonetz, langärmlige Kleidung und lange Hosen, eventuell Kleider zusätzlich mit Insektiziden behandeln
- Sonnenschutz: geeignete Kleidung (inklusive Kopfbedeckung und Sonnenbrille) sowie Cremen mit ausreichendem UV-Schutzfaktor

- Zweckmässige Schuhe zum Schutz vor Dornen, Schlangen und anderen Tierchen
- In Regionen, in denen Bilharziose, eine invasive Wurmerkrankung, vorkommt, nicht in Binnengewässern baden; in Schwimmbädern nur, wenn das Wasser chloriert ist. Ins Meer können Sie bedenkenlos gehen.
- Kein ungeschützter Geschlechtsverkehr
- Sich vor einer Reise in die Tropen an einem der regionalen Tropeninstitute bzw. Zentren für Reisemedizin oder bei der Hausärztin beraten lassen bezüglich Reiseapotheke, Impfungen etc.
- Bei medizinischen Notfällen im Ausland das Schweizerische Tropeninstitut kontaktieren: +41 61 284 81 44 (24 Stunden verfügbar; kostenpflichtig). Oder die Notfallnummer Ihrer Krankenkasse wählen.

INFO *Sorgen Sie vor der Reise dafür, dass Sie ausreichend krankenversichert sind. Tragen Sie Ihre Krankenkassenkarte mit der Notfallnummer stets bei sich.*

Smogalarm in Grossstädten
Feinstaub kann die Lebenszeit verkürzen (siehe Seite 163). Auch wenn Sie ihm nicht andauernd ausgesetzt sind: Bevor Sie in eine Stadt reisen, die

---

SAUBERES TRINKWASSER DANK PET

Wenn kein sauberes Trinkwasser zur Verfügung steht (60 Prozent der Menschen haben keinen Zugang zu sauberem Trinkwasser!), kann Wasser mit einer einfachen Methode desinfiziert und trinkbar gemacht werden. Die SODIS-Methode (www.sodis.ch) ist eine solare Trinkwasseraufbereitung und beruht auf der keimtötenden Wirkung der UV-Strahlen. So funktionierts: Eine möglichst saubere, durchsichtige PET-Flasche mit Wasser füllen, gut verschliessen und für mindestens sechs Stunden an die pralle Sonne legen. Das Wasser ist danach ausreichend desinfiziert und kann direkt aus der Flasche getrunken werden. Die durchfallerzeugenden Erreger (Viren, Bakterien und Parasiten) sind weitgehend abgetötet. Bei starker Trübung sollte das Wasser vor der Behandlung durch ein Tuch gefiltert werden. Ist der Himmel bedeckt, muss die PET-Flasche während mindestens zwei aufeinanderfolgenden Tagen ausgelegt werden. Bei anhaltenden Regenfällen ist der Effekt der UV-Strahlen nicht ausreichend. Dann ist es ratsamer, das Regenwasser zu sammeln.

von Smog betroffen ist – und davon gibt es vor allem in Asien immer mehr –, kümmern Sie sich rechtzeitig um taugliche Wegwerfmasken, die Sie mitführen können. Oder kaufen Sie je nach Destination welche vor Ort, denn in der Schweiz sind effiziente Produkte zu einem vernünftigen Preis kaum erhältlich. Einen guten Schutz bzw. eine gute Filterfunktion bieten Masken mit den Ratings N95 oder FFP3. Tragen Sie die Masken gemäss Anleitung und wechseln Sie sie regelmässig aus!

Behandlung eines Reisedurchfalls

So unappetitlich es sich anhört: Durchfallerreger sind mehrheitlich Stuhlbakterien, die man verschluckt hat.

Die allerwichtigste Gegenmassnahme bei allen Durchfallerkrankungen lautet: Viel trinken, zwei bis drei Liter (bei starkem Durchfall noch mehr). Tee und Bouillon eignen sich am besten, um den oft unterschätzten Flüssigkeits- und Salzverlust zu korrigieren.

Fixfertige Elektrolytlösungen gehören in die Reiseapotheke. Gute Dienste leisten handelsübliche isotonische Getränke, die Sie auch in Form von Brausetabletten oder Pulver auf Reisen mitnehmen können. Sich in den ersten Tagen auf Schonkost beschränken (Bouillon, Tee, Zwieback); sobald es wieder aufwärts geht, passen auch Reis, Salzgebäck, Haferschleim, ein geriebener Apfel, Bananen und schwarze Schokolade.

> **TIPP** *So brauen Sie sich Ihr Elektrolytgetränk selbst: Mischen Sie einen halben Liter stilles Wasser (abgekocht oder aus Mineralwasserflasche), einen knappen Teelöffel Kochsalz (4 bis 5 Gramm), 8 Teelöffel Zucker und einen halben Liter Fruchtsaft (Orangensaft) oder Kräutertee.*

Normalerweise ist ein Reisedurchfall selbstlimitierend, das heisst nach drei bis fünf Tagen überstanden. Bei massivem, kräfteverschleissendem Durchfall, längerem Verlauf oder Blut im Stuhl sollten Sie einen Arzt aufsuchen.

Die Krux mit Medikamenten

Vorsicht mit Imodium® (Loperamid): Es verlangsamt zwar die Darmperistaltik (Darmbewegungen) und damit eventuell die Anzahl der Darmentleerungen, doch bleiben die schädlichen Durchfallverursacher dadurch auch länger im Verdauungstrakt und können mit ihren Giftstoffen Blutungen und Schäden an der Darmwand herbeiführen.

Symptomatisch helfen Mittel gegen Fieber (Paracetamol) und gegen Übelkeit Motilium® (Domperidon). Aktivkohle kann Giftstoffe binden, legen Sie sie in die Reiseapotheke. Probiotika (lebende Darmmikroorganismen, siehe Seite 98) tragen zum Wiederaufbau der im Laufe des Durchfalls destabilisierten Darmflora bei.

Vorsicht: Abzuraten ist von einer Selbsttherapie mit vor Ort gekauften Antibiotika. Gerade in Ländern der Dritten Welt enthalten die Medikamente oft wenig Wirkstoff, dafür Zusatzmittel, die schwerwiegende Nebenwirkungen haben können.

3 POSITIVE UND NEGATIVE EINFLÜSSE

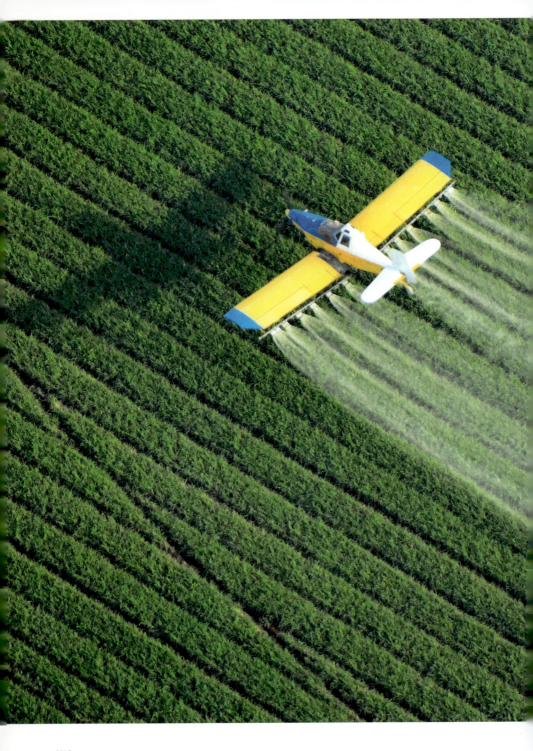

Mensch und Natur im Widerstreit

4

Die Sorglosigkeit der Menschheit ist verantwortlich dafür, dass alte, beinahe ausgerottete Krankheiten wieder erwachen und sich in Windeseile ausbreiten. Und die chemischen Keulen, die zwecks Ertragssteigerung bei Tieren und Pflanzen eingesetzt werden, erweisen sich als Bumerang – die Natur schlägt zurück.

Sexuell übertragbare Krankheiten auf dem Vormarsch

Gemäss Recherche der WHO stecken sich Tag für Tag eine Million Menschen mit einer sexuell übertragenen Infektion an. Auch hier sind Mikroorganismen im Spiel, und unsere Bodyguards sind gefordert.

Die Menschheit hat viele Seuchen in den Griff bekommen, wieso nicht auch die Geschlechtskrankheiten? Sie sind seit ein paar Jahren wieder sprunghaft angestiegen. Ist es die Sorglosigkeit der Menschen, eine gewisse Leichtlebigkeit, die sie beim Geschlechtsverkehr auf Kondome verzichten lässt? Haben HIV-Infektionen ihren Schrecken verloren, weil sie behandelbar geworden sind? Oder sind die Online-Partnerbörsen und Dating-Apps verantwortlich dafür, die immer ungewöhnlicheren Sexualpraktiken? Tatsache ist, dass die Syphilis, der Tripper und die am weitesten verbreiteten Chlamydien-Infektionen seit zwei Jahrzehnten wieder auf dem Vormarsch sind, nachdem sie in den 80er-Jahren aufgrund der Safer-Sex-Kampagne für HIV seltener auftraten.

Alte Übel erleben ein Revival

Die bei ungeschütztem Geschlechtsverkehr weitergegebenen Krankheiten verlaufen häufig asymptomatisch, der oder die Infizierte spürt vorerst nichts. Zu den in den letzten Jahren wieder deutlich zunehmenden Infektionen durch Bakterien und Viren zählen namentlich Syphilis, Tripper und Chlamydien auf der einen Seite, humane Papilloma-Viren (HPV, siehe Seite 182), genitaler Herpes und Hepatitis B auf der anderen. Dem HI-Virus ist ein eigenes Kapitel gewidmet (siehe Seite 91).

Syphilis (Lues)
Sie soll von Kolumbus nach Europa eingeschleppt worden sein. Die bakteriellen Verursacher der Lues gelangen über kleinste Verletzungen ins Blut

und entfesseln eine Krankheit, die in vier Stadien verläuft. Im Primärstadium erscheint in der Genitalregion, am After oder im Mund ein schmerzloses Geschwür (auch als «Harter Schanker» bekannt), das hochansteckend ist und nach ein paar Wochen von selbst wieder verheilt – weshalb eine Frühdiagnose oft verpasst wird. Im zweiten Stadium kommt es zu eitrigen Hautausschlägen, Lymphknotenschwellungen, breitbasigen Warzen und Haarausfall. Im Stadium drei werden nach Jahren die inneren Organe befallen und im letzten Stadium, bei dem die Krankheit auf das Nervensystem übergreift, begleiten fortschreitende Lähmungen und eine demenzielle Entwicklung das Krankheitsbild.

Eine rechtzeitig eingeleitete Behandlung mit Penicillin (zusammen mit dem Geschlechtspartner!) kann die schwerwiegenden Komplikationen verhindern.

 INFO *Bis zur Entdeckung von Penicillin vor knapp hundert Jahren war die Syphilis unheilbar. Zahlreiche Seefahrer, Soldaten und auch viele Genies litten und starben daran, unter ihnen Friedrich Nietzsche, der Schriftsteller Guy de Maupassant und Gerüchten zufolge auch Ludwig van Beethoven.*

Tripper (Gonorrhö)

Charakteristisch beim Tripper ist beim Mann eine schmerzhafte Harnwegsentzündung mit eitrigem Ausfluss (morgendlicher «Bonjour»-Tropfen). Bei Frauen verläuft die Infektion häufig ohne Symptome oder ebenfalls mit wässrig-eitrigem Ausfluss aus der Scheide. Je nach Sexualpraktik treten Infektionen auch im Mundbereich oder anal auf. Zu den Spätfolgen kann bei beiden Geschlechtern die Unfruchtbarkeit zählen.

Eine antibiotische Therapie muss den Partner, die Partnerin miteinbeziehen, damit kein «Ping-Pong-Effekt» eintritt, es also nicht zu einer erneuten Infektion durch den unbehandelten Sexualpartner kommt. In der Regel ist eine antibiotische Therapie mit einer Einmaldosis ausreichend. Der Tripper-Erreger wird jedoch immer widerstandsfähiger, weshalb vor einer Behandlung ein Resistenztest sinnvoll ist.

Chlamydien

Vor allem bei jungen Frauen ist ein Anstieg dieser bakteriellen Geschlechtskrankheit zu beobachten. Die Ansteckung bleibt häufig unbemerkt, selten klagen an Chlamydien Erkrankte über Brennen und Schmerzen beim Wasserlassen oder über Ausfluss. Je nach Art des Erregers treten herpesähnliche Bläschen und Lymphknotenschwellungen in der Leiste auf. Chlamydien sind gleichzeitig die Verursacher des Trachoms, einer gefürchteten Augenkrankheit, die mit einer Trübung der Hornhaut beginnt und mit Blindheit endet. Obwohl Chlamydien den Bakterien zugeordnet werden, haben sie zum Teil virale Eigenschaften und sind deshalb nur in begrenztem Ausmass empfindlich gegenüber Antibiotika.

Trichomonaden
Typisch für diese sexuell übertragene Parasitenerkrankung ist ein übelriechender grün-gelblicher Ausfluss aus dem Penis oder vaginal, verbunden mit Juckreiz und starkem Brennen. Trichomonaden infizieren häufiger Frauen als Männer und kommen auch bei gesunden, beschwerdefreien Menschen vor. Im Zweifelsfall bringt ein Abstrich Gewissheit, und eine hoch dosierte Antibiotikatherapie (auch beim Partner bzw. der Partnerin) beseitigt den Erreger. Bedenklich ist bei diesem Parasiten, dass Kondome keinen hundertprozentigen Schutz gewähren, weil nicht nur die Genitalregion mit Trichomonaden infiziert sein kann.

HPV (Humane Papilloma-Viren)
HP-Viren, die humanen Papilloma-Viren, sind nicht nur Auslöser von einfachen, gewöhnlichen Warzen, sondern auch verantwortlich für blumenkohlartige Wucherungen (Papillomen), die Genital- oder Feigwarzen. Die spitzen Kondylome, wie sie auch bezeichnet werden, treten überwiegend im Intimbereich und am After auf. Die Prognose der Warzen ist im Allgemeinen gut, gewöhnlich verheilen sie von selbst und entarten nur selten. Eine vorgängige Ansteckung mit HP-Viren ist Voraussetzung für die Entstehung eines Gebärmutterhalskrebses, weil diese Erkrankung die zelluläre Immunantwort beeinträchtigen kann. Dann schwelt in manchen Fällen die Infektion im Körper weiter und setzt bösartige Veränderungen der Gebärmutterzellen in Gang.

Zur Behandlung der Warzen werden je nach Befund Lösungen aufgepinselt, eine Kryotherapie (Vereisen) oder Elektro- und Laseranwendungen eingesetzt. Chirurgische Eingriffe sind nicht zu empfehlen, da sie bei Rückfällen unter Umständen mehrfach wiederholt werden müssten und zahllose Narben hinterlassen würden.

Die seit 2007 erhältliche Impfung gegen die humanen Papilloma-Viren soll verhindern, dass man viele Jahre später an einem Gebärmutterhalskrebs erkrankt. Der Schutz ist am effektivsten, wenn die Impfung vor dem ersten Sexualkontakt respektive vor dem ersten Kontakt mit dem Virus erfolgt. Geimpft werden junge Mädchen im Alter zwischen 9 und 14 Jahren. Wurde die Impfung versäumt, kann bis zum 17. Lebensjahr nachgeimpft werden. Eine Impfung bei älteren Frauen zeigt einen deutlich schwächeren Effekt. Für junge Männer im Alter zwischen 11 und 26 Jahren ist die HPV-Impfung gemäss Bundesamt für Gesundheit BAG ebenfalls empfohlen. Zuverlässige Langzeitresultate sind zum heutigen Zeitpunkt noch nicht verfügbar, weil von einer HPV-Infektion bis zur Krebsentstehung 30 Jahre vergehen können. Und die in Studien selten aufgetretenen Nebenwirkungen standen nach heutigem Wissen nicht im Zusammenhang mit der Impfung.

Übrigens: Auch geimpfte Frauen müssen regelmässig Abstriche machen, weil die Impfung nicht alle krebsauslösenden HP-Viren abdeckt. Kondome bieten überdies keinen hundertprozentigen Schutz.

Herpes genitalis

Der Mensch kann von verschiedenen Herpes-Viren befallen werden. Nach einer Erstinfektion verharren alle Herpes-Viren lebenslang in spezifischen neuronalen Wirtszellen (Nervenzellen) und können jederzeit reaktiviert werden. Weil die Viren sich im Zellkern der Nervenzellen verstecken, sind sie für das Immunsystem unsichtbar und demzufolge nicht angreifbar.

Die sogenannten Herpes-simplex-Viren sind häufig Ursachen für wiederholte Infektionen von Haut, Lippen (Herpes labialis) und der Genitalien (Herpes genitalis). Sie sind in der Lage, Organe zu befallen und schwere Infektionen auszulösen. Man schätzt, dass bis 30 Prozent der Weltbevölkerung Herpes-Viren in sich tragen. Der Herpes genitalis ist eine sexuell übertragbare Krankheit, die mit kleinen, entzündeten Bläschen an den äusseren Geschlechtsorganen einhergeht.

Herpes-Viren können sich ohne ersichtlichen Grund melden, häufiger aber gibt es eine Ursache: Sonnenbrand, körperlicher und psychischer Stress, Verletzungen, andere Erkrankungen und Hormonschwankungen.

Bei schweren oder immer wiederkehrenden Infektionen können antivirale Arzneimittel eingesetzt werden. Versuche mit Impfstoffen blieben bislang erfolglos.

Wenn schwangere Frauen aktive Läsionen (entzündete Bläschen) im Genitalbereich haben und die Wehen einsetzen, wird ein Kaiserschnitt empfohlen, damit eine Ansteckung des Neugeborenen verhindert wird. Denn diese kann schwere Folgen haben und sogar lebensgefährlich sein.

Faktoren, die das Immunsystem stärken (siehe Seite 95), können wiederholte Ausbrüche von Herpesinfektionen eindämmen; insbesondere Stressvermeidung und UV-Schutz helfen.

Hepatitis B
Das höchst ansteckende Hepatitis-B-Virus findet sich in nahezu allen Körperflüssigkeiten und wird bei Kontakt mit Blut (verunreinigte Nadeln und Blutkonserven) oder durch Geschlechtsverkehr weitergegeben. Eine Ansteckung mit Blutkonserven ist in unseren Breitengraden aufgrund der strengen Kontrollen praktisch unmöglich. In Ländern mit geringem medizinischem Standard ist diesbezüglich allerdings Vorsicht geboten.

Nach der Infektion vermehren sich die Viren in den Leberzellen, und es kommt neben allgemeinen Symptomen (Müdigkeit, Fieber, Kopfschmerzen, Appetitlosigkeit) zu einer akuten Leberentzündung (Hepatitis) mit Gelbfärbung der Haut (Gelbsucht) wie bei der Hepatitis A. Heilt eine akute Hepatitis B nicht spontan innerhalb von sechs Monaten wieder ab, kann sie chronisch verlaufen, und sie bringt so die Gefahr einer späteren leberzellzerstörenden Vernarbung (Leberzirrhose) oder eines Leberkarzinoms (Leberkrebs) mit sich.

Zur Diagnose werden Virusbestandteile im Blut nachgewiesen, die Hepatitis-B-Antigene, daneben die vom Immunsystem gebildeten spezifischen Antikörper. Eine garantiert erfolgreiche Therapie existiert nicht. Unterstützend können bei einer chronischen Hepatitis Interferon und Virostatika (Mittel, die die Aktivität von Viren einschränken) verabreicht werden. Damit sich die Entzündung nicht wie ein Flächenbrand weiter ausbreitet, ist eine strikte Alkoholabstinenz einzuhalten.

Gegen Hepatitis B wird im Kindesalter routinemässig geimpft. Wer geimpft ist oder einmal eine Hepatitis B durchgemacht hat, ist für gewöhnlich ein Leben lang immun.

Weicher Schanker (Ulcus molle)
Es handelt sich um eine klassische bakterielle Erkrankung, die durch Geschlechtsverkehr weitergegeben wird. Der Weiche Schanker ist in Europa

selten geworden und heutzutage vor allem in den Tropen anzutreffen. Im Genitalbereich kommt es an der Eintrittsstelle der Bakterien zu einem eitrigen Geschwür, das im Gegensatz zur Syphilis (Harter Schanker) schmerzhaft ist. Unter einer Antibiotikatherapie hat die Krankheit eine gute Prognose.

Geschlechtskrankheiten vorbeugen

Sexuell übertragene Krankheiten werden praktisch ausschliesslich durch Geschlechtsverkehr weitergereicht, vaginal, anal oder oral; selten auch via Blut und Blutprodukte oder wenn die Mutter während der Schwangerschaft oder bei der Geburt das Kind ansteckt. Eine Ansteckung beim Essen, Umarmen und Niesen ist ausgeschlossen.

Sexuelle Enthaltsamkeit ist die sicherste Art, einer Geschlechtskrankheit aus dem Weg zu gehen, aber wohl auch die unrealistischste. Wer nicht aufs Liebemachen verzichten will, sollte ein paar Regeln beachten. Denn wer sich schützt, muss keine Angst vor einer Ansteckung haben und kann das Ausleben der Sexualität geniessen:

- Den besten Schutz vor Geschlechtskrankheiten bieten nach wie vor korrekt angewendete Kondome; das gilt sowohl für vaginalen, analen wie auch für oralen Sex. Ferner Frauenkondome, die eigentlich als Verhütungsmittel dienen: Sie bestehen aus einer weichen, dünnen Kautschukhülle mit zwei Ringen, die in die Scheide eingeführt werden (Femidom).
- Keinen Kontakt mit Körperflüssigkeiten anderer Personen
- Kein Sperma oder (Menstruations-)Blut in den Mund
- Gleitmittel (auf Wasserbasis) verhindern Verletzungen und das Einreissen von Kondomen. Fetthaltige Gleitmittel lassen Kondome verrutschen oder beschädigen sie.
- Beim Oralverkehr ein Lecktuch anwenden
- In einer festen Beziehung vor Beginn des Sexualverkehrs beidseits Geschlechtskrankheiten ausschliessen
- Häufig wechselnde Geschlechtspartner erhöhen das Ansteckungsrisiko.
- Hat man einen begründeten Verdacht (ungeschützter Sexualverkehr) oder treten Beschwerden im genitalen Bereich auf, ein Ausschlag,

Geschwüre, Juckreiz, Brennen und Ausfluss, unbedingt einen Arzt zur Untersuchung aufsuchen: Hausarzt, Frauenärztin, eine Urologin oder Venerologin (Facharzt/Fachärztin für Geschlechtskrankheiten)
- Bei der Behandlung einer Geschlechtskrankheit immer auch den Intimpartner abklären lassen und mitbehandeln
- Nach der Behandlung einer Geschlechtskrankheit besteht keine Immunität. Die Infektion kann bei einem erneuten Kontakt wieder auftreten (Ausnahme: die Immunität nach einer Hepatitis-B-Impfung).
- Sich gegen HPV sowie Hepatitis B impfen lassen. Für andere sexuell übertragbare Krankheiten gibt es keine Impfungen.

Die Natur schlägt zurück

Immer mehr Tiere werden für die unersättliche Lust auf Fleisch interniert und auf engstem Raum hochgezüchtet. Mit allen erdenklichen Mitteln werden die Produktivität und die Fortpflanzungsrate rücksichtslos auf Touren gebracht. Aber die Natur lässt sich auf Zeit nicht unterjochen.

Der zunehmend kompromisslose Einsatz von Hormonen, Medikamenten und Pestiziden garantiert schnelleres Wachstum, grössere Mengen und höhere Gewinne. Noch sind nicht alle langfristigen Schäden dieses Handelns bekannt.

Vogelgrippe: Die Rechnung für die Massentierhaltung?

Erfahrungsgemäss bricht die Vogelgrippe (Geflügelpest) bevorzugt in industriell geführten Geflügelfarmen aus. Ist infolgedessen die Massentierhaltung die Ursache der Vogelgrippe? Vermutlich nicht alleine, auch Wildvögel erkranken an der Seuche und infizieren Artgenossen in Freilandhaltungen.

Alle Grippe-Viren von Vögeln, Schweinen und anderen Säugetieren sind potenziell gefährlich für den Menschen, weil sie schnell und gern mutieren. Die hochansteckenden Vogelgrippe-Viren befallen vorerst nur Geflügeltiere (Hühner, Puten) und sind für den Menschen harmlos. Seit ein paar Jahren können manche Unterarten dieser Grippe-Viren (v. a. H5N1) allerdings an Orten, wo Menschen eng mit den Tieren zusammenleben, auch immungeschwächte Personen befallen. Die Krankheit verläuft sehr unterschiedlich, von leichten Erkältungssymptomen bis hin zu schweren Lungenentzündungen mit tödlichem Ausgang ist alles möglich. Bisher verstarben mehr als die Hälfte der von der Geflügelpest angesteckten Personen.

Zur Vorbeugung soll der Kontakt zum Erreger vermieden werden: Keine kranken oder toten Vögel anfassen, Geflügelfleisch gut durchbraten (die Viren sterben bei Hitze ab) und nach dem Hantieren mit Geflügelfleisch die Hände gut waschen.

Die Auswirkungen von antibiotika- und hormonbelastetem Fleisch

Hormone in der Tierzucht versprechen mehr Nachwuchs oder, ehrlicher formuliert, mehr Profit. In der Schweinemast werden immer öfter systematisch Sexualhormone eingesetzt, sodass unnatürlich viele Ferkel geboren werden. Zwar gibt es vorgeschriebene Wartezeiten nach Hormongaben und regulierte Höchstmengen für Hormonrückstände im Fleisch, weil aber nur Stichproben durchgeführt werden, ist die Überprüfung lückenhaft.

Wenn Fische die Antibabypille nehmen...

Abbauprodukte der Antibabypille, die mit dem Urin ausgeschieden werden, landen zum Schluss in den Seen. Die verweiblichenden Östrogene lassen die Geschlechtsorgane der Fischmännchen verkümmern, sodass es kein Wunder ist, dass in den Gewässern immer mehr Weibchen und immer weniger männliche Fische umherschwimmen. In einer Art Bumerangeffekt isst der Mensch die hormonbeladenen Fische und schliesst den verhängnisvollen Kreislauf. Auch andere Rückstände, die in den Kläranlagen nicht gänzlich herausgefiltert werden, gelangen über die Nahrung und das Trinkwasser wieder in den menschlichen Organismus (u. a. Mikroplastik). Die

Langzeitfolgen bzw. -schäden lassen sich derzeit noch nicht abschätzen. Doch zusammen mit den Umweltgiften, Pestiziden und dem hormon- und antibiotikabelasteten Fleisch, das wir konsumieren, summieren sich die nachteiligen Folgen für die menschliche Gesundheit.

... und Rinder auf Hormone und Antibiotika gesetzt werden
Der Gebrauch, oder genauer, der Missbrauch von Wachstumshormonen ist in den USA nicht verboten. Hormonelle Masthilfen bei Rindern sind gang und gäbe. Das Paradoxe dabei: Ein männliches Rind, ein Stier, wird zuerst kastriert und dann mit Hormonen vollgepumpt, damit er schnell und muskulös heranwächst. Sportler wurden nach Rindfleischverzehr schon positiv auf (beim Menschen!) verbotene Dopingsubstanzen getestet.

In der EU und in der Schweiz ist die Rindermast mit künstlichen Hormonen verboten.

> **INFO** *Es ist nicht verwunderlich, dass immer mehr Menschen sich vegetarisch ernähren. Milliarden von Tieren sterben für unser immer grösseres Verlangen nach Fleisch. Mittlerweile dienen schätzungsweise 70 Prozent aller Agrarflächen der Nutztierhaltung oder der Futtermittelproduktion. 2011 wurden weltweit 58 Milliarden Hühner und 1,3 Milliarden Schweine herangezüchtet und mussten ihr Leben lassen.*

Die Milch enthält natürlich vorkommende weibliche Hormone (Progesteron und Östrogen). Nach heutiger Kenntnis besteht kein Gesundheitsrisiko, weil die Hormone von einer gesunden Leber schnell abgebaut werden und weil die mit dem Essen aufgenommenen Mengen im Vergleich zu den natürlich im Körper vorkommenden Hormonen gering sind.

Fische reichern Schwermetalle, Hormone und Gifte in ihrem Fleisch an. Vom nervenschädigenden Quecksilber sind vor allem der Schwert- und der Thunfisch betroffen.

In der Massentierhaltung werden (zu) viele Antibiotika eingesetzt. Wenn Zehntausende von Hühnern unter einem Dach leben, kann ein einzelnes krankes Tier alle anderen anstecken. Deshalb werden sicherheitshalber gleich alle Hühner mit einem Arzneistoff eingedeckt, anstatt dass man das kranke Huhn herauspicken würde. Wenigstens dürfen gemäss Richtlinien die behandelten Tiere solange nicht geschlachtet und verkauft werden, bis ein Antibiotikum in ihrem Körper wieder abgebaut ist. Dennoch besteht die Gefahr, dass Rückstände via die Nahrungskette in den menschlichen Organismus gelangen. Die sicherste, aber auch teurere Alternative: der Verzehr von Bio-Fleisch. Denn alle medikamentös behandelten Tiere werden für das Bio-Label aussortiert.

Bäuerliche Kleinbetriebe mit artgerechter Tierhaltung wären eine Lösung, die von den profitorientierten Tierfabriken wegführen würde, aber sie sind für die meisten Bauern zu personal- und kostenintensiv.

Pestizide, Insektizide und Monokulturen: Das ökologische Gleichgewicht wankt

Der Einsatz von Pestiziden – dazu gehören auch die Insektizide – gegen lästige oder gar schädliche Lebewesen erntet massive Kritik; eine Volksinitiative über ein Pestizidverbot kommt 2020 zur Abstimmung (nur noch pestizidfreie Betriebe sollen Subventionen erhalten). Mit dem Einsatz der giftigen Pflanzenschutzmittel werden Kulturen vor der Vernichtung durch Krankheiten bewahrt, und gleichzeitig wird dem Schädlingsbefall vorgebeugt. Eine ernüchternde Tatsache ist allerdings, dass beim Einsatz der Gifte nicht nur die Schädlinge vernichtet werden, sondern gleichzeitig viele Nützlinge. Nur wenige, am liebsten gar keine Tiere dürfen die Ernte schmälern. Darunter leidet einmal mehr die Natur – und am Ende auch der Mensch. Denn ein funktionierendes Ökosystem braucht biologische Vielfalt, tierische wie pflanzliche.

Pestizide bleiben an den Nahrungsmitteln kleben, verbreiten sich mit dem Wind kilometerweit in die Umgebung und töten ganz nebenbei noch Wasserorganismen und Nutztiere (Honigbienen). Sie belasten Flüsse und Bäche und sickern ins Grundwasser, die Quelle unseres Trinkwassers (80 Prozent des Trinkwassers stammen aus Grundwasser). Früher oder später landen sie im menschlichen Organismus.

Chemische Pflanzenschutzmittel können vor allem bei Kindern immunologische Prozesse unterdrücken und eine erhöhte Sensitivität erzeugen (Allergien, Asthma, Autoimmunerkrankungen). Genauso stehen sie im Verdacht, bei Demenzerkrankungen eine Rolle zu spielen und die Hormonproduktion zu stören. Nur der biologische Anbau verbietet den Einsatz von chemischen Pestiziden.

Ökobilanz: negativ

Eine schlechte Ökobilanz haben primär Fleisch, Kaffee und alle in einem Gewächshaus angebauten oder per Flugzeug eingeflogenen Lebensmittel. Zwei Produkte mit besonders negativen Konsequenzen für die Umwelt sind Avocados und Palmöl.

- **Avocados.** So gesund sie sind, sie haben eine schlechte Ökobilanz: In tropischen Ländern verändern Avocadoplantagen ganze Landschaften in öde Monokulturen, die enorme Mengen an wertvollen Ressourcen fressen. Sie benötigen extrem grosse Anbauflächen, haben weite Transportwege hinter sich und verbrauchen pro Kilogramm unglaubliche 1000 Liter (!) Wasser. Alternative: Nüsse statt Avocados und Kichererbsenpüree statt Guacamole.
- **Palmöl.** Das aus den Früchten der Ölpalme gewonnene Palmöl ist ein billiges und vielseitig einsetzbares Rohmaterial. Man braucht es in der Lebensmittelindustrie, als Basis für Biodiesel und in der Kosmetikbranche. Gemäss WWF steckt in jedem zweiten Produkt, das in Supermärkten angeboten wird, Palmöl. Der Nachteil: Für den Anbau der Ölpalmen werden in Asien, Afrika und Südamerika ganze Regenwälder gerodet und Flüsse mit Pestiziden und Dünger vergiftet.

> **INFO** *Die Auswirkungen des Palmöls auf das Immunsystem sind gemäss heutigem Wissensstand zwiespältig. Auf der einen Seite stärken die darin enthaltenen Vitamine die Abwehr, andererseits entstehen beim Verarbeitungsprozess Stoffe, die im Verdacht stehen, krebserregend zu sein.*

Nachhaltig konsumieren bedeutet in erster Linie einheimische, saisonale Gemüse und Früchte zu kaufen, möglichst unbehandelte, unverpackte Nahrungsmittel zu berücksichtigen, wenig Fleisch zu verzehren und Leitungswasser dem Mineralwasser in Flaschen vorzuziehen.

Wenn tierspezifische Krankheitserreger plötzlich den Menschen befallen

Schon seit Menschengedenken leben wir auf engstem Raum mit Tieren zusammen. In den letzten Jahrzehnten häufen sich jedoch Krankheiten, die ursprünglich nur bei Tieren auftraten und immer häufiger auf den Menschen übergehen. Das neuste Beispiel ist das Virus mit dem wissenschaftlichen Namen SARS-CoV-2, das zu einer Pandemie führte und Wirtschaft und Gesellschaft lahmlegt (siehe Seite 196).

Rinderwahnsinn und Creutzfeldt-Jakob-Krankheit (Prionen)
Prionen sind spezielle, fehlgestaltete Eiweissstrukturen, die Auslöser von hirnzersetzenden Prozessen sein können, dem Rinderwahnsinn beim Tier (BSE = Bovine spongiforme Enzephalopathie = schwammartige Hirnerkrankung des Rindes) und der Creutzfeldt-Jakob-Krankheit beim Menschen (Humane spongiforme Enzephalopathie).

Die fehlgebildeten Proteine sammeln sich im Gehirn von Rindern an und vernichten die Nervenzellen. Die Tiere werden aggressiv, zeigen unkontrollierte Bewegungen und sterben innert kürzester Zeit. Mit dem Verzehr von infiziertem Fleisch wird der BSE-Erreger an den Menschen weitergegeben, wodurch eine Variante des Rinderwahns, die Creutzfeldt-Jakob-Krankheit, ausbrechen kann, die zu einer rasch fortschreitenden Demenz führt. Eine Therapie ist zur Zeit nicht verfügbar. Aufgrund der strengen Kontrollen ist zum guten Glück in der Schweiz noch kein Mensch an der Creutzfeldt-Jakob-Krankheit erkrankt.

Das HI-Virus war ursprünglich nur bei den Affen verbreitet
Das HI-Virus ist in Afrika von infizierten Affen auf den Menschen übertragen worden und hat global eine furchteinflössende, grässliche Krankheit verbreitet. Ursprünglich befiel das HI-Virus lediglich wild lebende Affen, bevor es von den Menschenaffen (Schimpansen) schliesslich auf den Menschen überging, initial vermutlich beim Verspeisen von Affenfleisch.

Im Gegensatz zum Abwehrsystem der Affen hatte dasjenige der Menschen noch keine Zeit, eine wirksame Waffe gegen diesen Gegner hervorzubringen. Das meist bei ungeschütztem Geschlechtsverkehr in den Kör-

CRAZY FACT

Nicht alle Menschen, die mit dem HI-Virus in Kontakt kommen, infizieren sich damit. Das lässt darauf schliessen, dass nicht die gesamte Bevölkerung gleichermassen anfällig ist für einen bestimmten pathogenen Keim, sonst wäre die Menschheit vermutlich schon längst ausgestorben. Bei jeder Epidemie überleben immer eine gewisse Anzahl Menschen, vermutlich aufgrund des individuellen, aus verschiedenen Molekülen aufgebauten Immunsystems (siehe Seite 51).

per eindringende Virus schwächt systematisch über Jahre hinweg das Immunsystem, bis es schliesslich zum Ausbruch von Aids kommt (siehe Seite 91). Die pandemische Ausbreitung begann, vom afrikanischen Kontinent ausgehend, in den späten 70er-Jahren des letzten Jahrhunderts. 1981 wurde erstmals die Folgekrankheit Aids diagnostiziert. 2017 waren weltweit etwa 37 Millionen Menschen, darunter viele Kinder, von der Seuche betroffen. In der Schweiz leben rund 20 000 Personen mit dem HI-Virus.

Tierseuchen, die dem Menschen gefährlich werden könnten: die Schweinegrippe

Grippe-Viren ändern alle paar Jahre ihre Erkennungsmerkmale auf der Oberfläche, damit sie von unserem Verteidigungssystem nicht wiedererkannt werden. Sie übersommern in tierischen Wirtszellen, in Schweinen und Vögeln, wo sie Varianten mit völlig neuen Eigenschaften entstehen lassen. Eine dieser Varianten könnte den Ausbruch der Spanischen Grippe von 1918 verursacht haben, die nahezu 50 Millionen (!) überwiegend jugendliche Todesopfer forderte. Ein extrem virulentes Influenza-Virus muss damals höchstwahrscheinlich vom Schwein auf den Menschen übergegangen sein.

Ein ähnlicher Subtyp verursachte 2009 die Schweinegrippe (neue Grippe), die sich auf alle Kontinente ausbreitete. Die armen Schweine litten unter einer Grippe, der eigentlichen Schweinegrippe, und übertrugen mutierte Grippe-Viren auf den Menschen. Diese neue Schweinegrippe wird wie die normale Grippe (Influenza) durch virenhaltige Tröpfchen oder Schmierinfektionen (Türklinken, Händeschütteln) weitergegeben. Auch die Symptome ähneln einer saisonalen Grippe (Fieber, Husten, Gliederschmerzen).

Vorbeugend helfen die normalen Regeln bei Erkältungen (siehe Seite 166) und die gängige Grippeimpfung, weil darin Komponenten des Schweinegrippe-Virus enthalten sind.

Die derzeitigen Schweinegrippe-Viren sind ausschliesslich für Tiere ansteckend, hingegen können durch Mutationen jederzeit neue Virenstämme entstehen, die wiederum den Menschen befallen, wie 2009 die neue Grippe.

ÜBERTRAGEN VOM TIER ZUM MENSCHEN: DIE PEST

Im 14. Jahrhundert wütete in ganz Europa die Angst und Schrecken verbreitende Pestepidemie. Wegen der vielen Handelsrouten war die Schweiz immer wieder von aggressiven, hochgradig ansteckenden Pestwellen betroffen. Die Seuche raffte einen Drittel der Bevölkerung dahin. Um sich vor einer Ansteckung zu schützen, trugen Ärzte, die die Pestkranken betreuten, auffällige Masken mit einer langen, gekrümmten Nase. Der extrem lange Schnabel der Pestmaske gewährte eine gewisse Distanz zum Patienten und enthielt wohlriechende Kräuter, die einerseits vor einer Ansteckung schützen sollten (meist erfolglos) und andererseits die üblen Gerüche der eitrig zerfallenden Pestbeulen (Bubonen) und den Verwesungsgeruch überdeckten. Die Ärzte des Mittelalters waren der festen Überzeugung, der Übertragungsweg der Pest sei der Verwesungsgeruch. Und aromatische Düfte galten seit der Antike als wirksames Mittel gegen Krankheiten, als wahre Heilsbringer. Den Ansteckungsmechanismus des Schwarzen Todes, wie die Krankheit auch genannt wurde, entschlüsselte erst 400 Jahre später der Schweizer Arzt Alexandre Émile Jean Yersin: Der Erreger, ein Bakterium, wurde von Ratten via Flohstiche an den Menschen weitergereicht. (Das Bakterium erhielt den Namen seines Entdeckers, Yersinia pestis.) Und die Pestmasken tragenden Schnabelnasen-Ärzte schützten sich demzufolge nicht wirklich, weil beim dannzumal gängigen Aderlass die Flöhe auf den Arzt überspringen konnten.

Übrigens: Das Wort «Quarantäne» entstand vermutlich während der Pestepidemie in Venedig. Weil man bei der Verbreitung der Seuche einen Zusammenhang mit dem Schiffsverkehr vermutete, wurden Reisende auf einer vorgelagerten Insel für 40 Tage zur Beobachtung isoliert, bevor sie die Lagunenstadt betreten durften. «Quaranta» ist das italienische Wort für vierzig. Daraus leitet sich der Begriff «Quarantäne» ab. ∎

Afrika und Asien: Brutstätten für zukünftige Epidemien?

In einer zunehmend globalisierten Welt machen auch Infektionskrankheiten vor Grenzen nicht Halt. Aus Asien und Afrika kommend, verbreiteten sich in der Vergangenheit viele Epidemien in Europa. Die Pest dehnte sich 1346 in ganz Europa aus und flammte danach regelmässig wieder auf, Cholera, die Hongkong-Grippe 1968 und das HI-Virus folgten. Andere Seuchen beschränken sich vorläufig noch auf den Kontinent, auf dem sie ausgebrochen sind, so das heimtückische, infolge innerer Blutungen und Organversagen meistens tödlich endende Ebolafieber (hämorrhagisches Fieber), das bisher nur in Westafrika auftauchte. In der heutigen Zeit verbreiten Reisende hochansteckende Keime jedoch innerhalb weniger Tage über alle Kontinente. Das eindrücklichste Beispiel ist COVID-19, ausgelöst durch SARS-CoV-2 (siehe Seite 196) – es breitete sich von China im Nu praktisch über die ganze Welt aus und stellt Regierungen und Betroffene vor Herausforderungen, wie sie die meisten von uns noch nie erlebt haben. Auch die Asiatische Tigermücke ist mittlerweile in Europa heimisch und als potenzieller Krankheitsüberträger bereit, so manchen Virus in den Menschen einzustechen.

> **INFO** *In Indien und im arabischen Raum wird die linke Hand für hygienische Massnahmen respektive zum Säubern nach dem Gang auf die Toilette gebraucht. Sie gilt als unrein. Weil in Indien und arabischen Ländern häufig mit den Händen gegessen wird, soll nur die rechte Hand mit den Speisen in Kontakt kommen. Bei einer Begrüssung muss man darauf achten, niemanden mit der linken Hand zu berühren.*

Versteckte Gefahren
In den Tropen lauert eine Vielzahl verhängnisvoller Viren in allen möglichen Tieren (Primaten, Fledermäusen, Mücken) auf einen günstigen Zeitpunkt, um den Menschen zu befallen und Epidemien zu entfachen. Die Bedingungen für die Übertragung von Krankheitserregern vom Tier auf den Menschen scheinen in Afrika und Asien geradezu ideal zu sein. Sie werden vom engen Zusammenleben aller möglichen Lebewesen in ländlichen Regionen noch begünstigt.

Die **Afrikanische Schweinepest (ASP)** wurde erstmals vor 100 Jahren in Kenia beschrieben, deshalb der Name. In Südchina kam es 2018 zu einem alarmierenden Ausbruch dieser Krankheit; innert kürzester Zeit breitete sie sich über Tausende von Kilometern rasend schnell in China aus. Die Hälfte aller Schweine auf dieser Welt lebt in China. Vermutlich ist es nur eine Frage der Zeit, bis das Schweinepest-Virus Chinas Grenzen überschreitet und in weiteren asiatischen Ländern auftritt, zumal es schwer kontrollierbar ist und monatelang ausserhalb eines Wirtes überleben kann. In Europa sind schon vor 2018, allerdings nur vereinzelt, Fälle aufgetaucht, die überwiegend Wildschweine betrafen.

Für den Menschen ist die Afrikanische Schweinepest bisher unbedenklich. Auch der Verzehr von infiziertem Schweinefleisch birgt (noch) kein gesundheitliches Risiko. Und dennoch ist Vorsicht geboten: Das ursprünglich vom Menschen an die Schweine weitergegebene Virus könnte aufgrund neuerlicher Mutationen wieder auf den Menschen zurückübertragen werden und in einem stetigen Ping-Pong-Spiel noch weit vernichtender zurückschlagen.

Im Jahr 2004 brach die **Vogelgrippe** innerhalb weniger Tage in drei asiatischen Ländern gleichzeitig aus, in China, Thailand und Vietnam (siehe Seite 186). Eine Notschlachtung von Millionen von Geflügeltieren konnte eine Ausbreitung der mittlerweile auch für Menschen bedrohlichen Viren auf benachbarte Länder verhindern. Mutationen des Vogelgrippe-Virus und die Tatsache, dass Mensch und Tier in engem Kontakt stehen, ermöglichen eine Ansteckung. Die grösste Gefahr für eine weltweite Verschleppung von mutierten Viren stellen neben Zugvögeln Reisende dar, die Souvenirs nach Hause bringen (Federn, Geflügelprodukte, Eier, Jagdtrophäen).

Vorwiegend Asylsuchende, die von südlich der Sahara und aus dem Horn von Afrika (Somalia, Äthiopien) kommen, infizieren sich auf dem Weg nach Europa meist in den überfüllten, hygienisch prekären Flüchtlingslagern mit **Tuberkulose**. Ein Viertel der Weltbevölkerung hat sich bereits mit dem Tuberkulose-Erreger (Mycobacterium tuberculosis) angesteckt, lebt aber beschwerdefrei, und nur wenige Immungeschwächte erkranken.

SARS-CoV-2: Das Virus, das eine Pandemie auslöste*

Das neuartige Corona-Virus, wissenschaftlich SARS-CoV-2 *(Severe Acute Respiratory Syndrome Coronavirus 2)* genannt, hat sich um die Jahreswende 2019/2020 erstmals von Wuhan in China aus in die ganze Welt verbreitet. Es verursacht die Krankheit COVID-19.

Der Erreger ist ein Vertreter der Familie der Corona-Viren, die uns schon in früheren Jahren Atemwegserkrankungen beschert haben: 2002 SARS *(Severe Acute Respiratory Syndrome)* und 2012 MERS *(Middle East Respiratory Syndrome)*. Ursprünglich verursachten Corona-Viren ausschliesslich Krankheiten bei Tieren, bis Mutationen auftraten, die auch Menschen befallen (Zoonosen, siehe Seite 104). Bei SARS-CoV-2 vermutet man, dass es von Fledermäusen über einen Zwischenwirt zum Menschen gelangte.

 INFO *Die in eine Fetthülle verpackten Corona-Viren haben an der Oberfläche keulenförmige Proteinstacheln, die den Zacken einer Krone ähneln, daher der Name. Mit den Stacheln dockt das Virus an Rezeptoren der menschlichen Schleimhautzellen an und breitet sich in dem für sein Überleben notwendigen Wirt aus.*

Symptome
Normalerweise treten die ersten Symptome zwischen 3 und 7 Tagen nach einer Ansteckung auf. Die Inkubationszeit (siehe Glossar) kann jedoch bis zu 14 Tage dauern. Über 80 % aller Fälle verlaufen mild oder gar ohne Symptome. Im Anfangsstadium sind die oberen Atemwege betroffen; die typischsten Symptome sind ein trockener Husten, Fieber und Abgeschlagenheit. Manche Betroffene leiden an Geruchs- und Geschmacksverlust und/oder bekommen auch Schnupfen, Halsweh und Gliederschmerzen. Später können in schwereren Fällen Atembeschwerden und eine Lungenentzündung (Pneumonie) folgen. Bei wenigen Erkrankten führt COVID-19 zu einem Organversagen und dadurch zum Tod.

Zur Risikogruppe zählen Menschen über 65 Jahre, Patientinnen und Patienten mit Herz-Kreislauf- und chronischen Atemwegserkrankungen, Menschen mit Diabetes und Krebskranke.

---

* Stand aller Informationen: April 2020.

Achtung: Da sich SARS-CoV-2 sehr leicht überträgt, ist es wichtig, sich und andere nicht zu gefährden. Befolgen Sie die Anweisungen des Bundesamtes für Gesundheit (Hygieneregeln, Abstandsregeln). Offizielle Informationen finden Sie unter www.bag.admin.ch – Stichwort: Corona; Infoline Corona-Virus: +41 58 463 00 00. Anweisungen und aktuelle Informationen finden Sie auch in seriösen Onlinemedien.

 TIPP *Wenn Sie alleinstehend und sich nicht sicher sind, ob Sie alle wichtigen Informationen haben oder wie Sie sich verhalten sollen, rufen Sie eine nahestehende Person (Verwandte, Kinder, Freunde) an und bitten Sie sie, Ihnen weiterzuhelfen. Kennen Sie niemanden, an den Sie sich wenden können, fragen Sie bei Ihrem Hausarzt nach.*

Übertragung

Das Virus gelangt ausschliesslich über die feuchten Schleimhäute in den menschlichen Körper. Dies geschieht entweder mittels einer Tröpfcheninfektion (siehe Seite 50), wenn ein Erkrankter in der Nähe hustet oder niest oder auch nur eine feuchte Aussprache hat, oder indem man sich mit den Händen, die vorher kontaminierte Oberflächen berührten, ins Gesicht fasst (Mund, Nase, Augen).

Gemäss dem aktuellen Wissensstand ist SARS-CoV-2 infektiöser als ein normales Grippevirus und wird etwa doppelt so schnell übertragen.

Zur Sterberate lassen sich derzeit keine genauen Angaben machen. Denn es ist nicht klar, wie viele Menschen das Virus in sich tragen, aber nur mild oder gar nicht erkranken und deshalb von der Statistik derzeit nicht erfasst werden. Wie bei jeder potenziell schweren Infektionskrankheit steht die Mortalität auch im Zusammenhang mit der Verfassung des Betroffenen: Je älter ein Mensch, desto ausgeprägter seine Abwehrschwäche (siehe Immunoseneszenz, Seite 60). Menschen mit chronischen Vorerkrankungen oder anderweitig immungeschwächte Patientinnen und Patienten (Krebs, Organtransplantation) sind stärker gefährdet. Eine Rolle spielen auch schlecht aufgestellte und/oder überlastete Gesundheitssysteme, die Massnahmen, die eine Regierung trifft, sowie eine extreme Luft- und Umweltverschmutzung. Diese Faktoren haben alle einen Einfluss auf die Sterberate. Genaue Zahlen werden erst nach dem Abklingen der Pandemie zur Verfügung stehen.

INFO *Man geht davon aus, dass auch Menschen, die keine Symptome zeigen und selber vielleicht nicht einmal wissen, dass sie das Virus in sich tragen, die Krankheit verbreiten können. Deshalb sind die Schutzmassnahmen und Tipps, die unten folgen, für alle Menschen wichtig!*

Behandlung

Weil es sich um ein neues Virus handelt, gibt es aktuell noch keinen Impfstoff, der einerseits schützt und andererseits eine Ausbreitung verhindern könnte. Gegenwärtig kann nur das eigene Immunsystem dieses Virus bekämpfen; es gibt jedoch Möglichkeiten, die Symptome zu lindern. Auch Medikamente, die das Corona-Virus bezwingen könnten, sind derzeit noch nicht verfügbar. Einige bereits bestehende Wirkstoffe sind jedoch in Erprobung.

So schützen Sie sich und andere

Die Vorbeugungsmassnahmen – die meisten helfen auch in der «normalen» Grippezeit – umfassen:

- Häufiges Händewaschen mit Wasser und Seife; mindestens 20 Sekunden lang gut einseifen! Im Internet gibt es zahlreiche Videos, die zeigen, wies geht.
- Falls keine Möglichkeit zum Händewaschen besteht, benutzen Sie ein Handdesinfektionsmittel oder desinfizieren Sie die Hände mit Alkohol (nicht weniger als 62%, noch besser ist hochprozentiger Alkohol). Seifen sowie Desinfektionsmittel auf Alkoholbasis zerstören die Fetthülle des Virus und inaktivieren es so.
- Mit ungewaschenen Händen nicht ins Gesicht fassen, denn das Virus gelangt über Mund, Nase und Augen in den Körper.
- Wer sich unter die Bevölkerung mischt und sich an Orten aufhält, an denen es viele Menschen hat (z. B. Einkaufszentren, öffentlicher Verkehr), sollte nach Möglichkeit eine chirurgische Maske (Mund-Nasen-Schutz, MNS) tragen. Dasselbe gilt selbstverständlich für alle Erkrankten, damit Sekrete der Atemwege und Speicheltröpfchen aufgefangen werden. Gesundheitspersonal und weitere Personen, die Kontakt mit COVID-19-Patienten haben, brauchen zum Schutz vor einer Tröpfcheninfektion eng anliegende Masken (FFP2, FFP3, N95; siehe Seite 175). Auch Menschen, die möglicherweise Corona-Infizierte in der Umge-

bung hatten und nicht wissen, ob sie sich angesteckt haben, sollten einen Mund-Nasen-Schutz tragen. **Vorsicht:** Die Maske allein reicht zum Schutz gegen eine Erkrankung nicht – beachten Sie weiterhin auch die anderen Verhaltensregeln.

> **INFO** *In erster Linie sollen Erkrankte und medizinische Fachkräfte Masken zur Verfügung haben. Masken schützen aber auch Gesunde vor Tröpfcheninfektionen und davor, mit den Händen Mund und Nase zu berühren. Wichtig: Wenn Sie die Maske aufhaben, nicht anfassen. Zum Abnehmen die Maske links oder rechts am Gummizug halten bzw. die Maske von hinten seitlich über den Kopf ziehen und danach gleich in einen geschlossenen Behälter wegwerfen. Anschliessend die Hände gründlich waschen. Masken nie mehrmals benutzen!*

> **TIPP** *In der Not können Sie sich auch selbst eine Maske basteln. Im Internet gibt es zahlreiche Anleitungen. Suchen Sie unter «Maske selber machen» oder «Mundschutz selber machen».*

- Bei der Begrüssung keine Hände schütteln und generell zwei Meter Abstand halten *(social distancing)*. Social distancing verlangsamt die Ausbreitung des Virus und wirkt der Überlastung des Gesundheitssystems entgegen. Wenn immer möglich zu Hause bleiben – besonders wenn Sie zur Risikogruppe gehören! Der Gang zur Arbeit, zum Einkaufen und in die Apotheke ist erlaubt, auch ein Spaziergang oder Bewegung an der frischen Luft sind weiterhin möglich – vorausgesetzt, Sie halten den erforderlichen Abstand zu Ihren Mitmenschen ein.

Beachten Sie: Auch wenn Sie selber sich nicht für gefährdet halten, könnten Sie das Virus an Menschen weitergeben, die ein grösseres Risiko haben als Sie. Schützen Sie andere, indem Sie sich selber schützen.

- Vorsicht bei Oberflächen, die von vielen Menschen angefasst werden (Türfallen, Bedienungsknöpfe, Einkaufswagen, Haltestangen im öffentlichen Verkehr usw.). Ziehen Sie den Ärmel des Pullovers oder der Jacke über die Hände, wenn Sie eine solche Oberfläche berühren müssen.

Türen usw. können Sie mit dem Fuss oder Ellbogen aufstossen. Im öffentlichen Verkehr sind Handschuhe eine gute Idee – es müssen bei wärmeren Temperaturen ja nicht die wollgestrickten sein. Oft benutzte Oberflächen regelmässig mit 70%igem Alkohol desinfizieren (beachten Sie dabei die Herstellerinformationen!). Auf Kupfer-, Stoff- und Kartonoberflächen überlebt das Virus nur Stunden, auf anderen Metalloberflächen oder Plastik mehrere Tage.

- Husten und niesen in die Armbeuge oder in ein Papiertaschentuch und dieses anschliessend in einem geschlossenen Abfalleimer entsorgen.
- In geheizten Räumen einen Luftbefeuchter aufstellen und befeuchtende Nasensprays verwenden, denn trockene Schleimhäute erleichtern den Viren das Anhaften und Eindringen.

INFO *Das Virus liebt weder die UV-Strahlen der Sonne noch Hitze noch eine hohe Luftfeuchtigkeit. Bei über 56 Grad stirbt es normalerweise ab, die fetthaltige Hülle löst sich auf. Trotzdem kann das Virus offenbar auch in tropischen Ländern mit feucht-heissem Klima überleben und übertragen werden.*

- Quarantäne: Erkrankte oder Personen, die ohne Schutz mit Erkrankten in engem Kontakt waren, sollten sich für 14 Tage zu Hause isolieren. Anweisungen für die Selbstisolation finden Sie auf der Website des BAG (siehe Seite 197).

Weitere Tipps
- Angst macht krank! Sich nicht von Falschmeldungen (Fake News) oder Sensationsjournalismus in Panik bringen lassen. Prüfen Sie immer, von wem die Info stammt, und verbreiten Sie Nachrichten, bei denen Sie skeptisch sind, nicht weiter. Je nach persönlicher Veranlagung ist auch eine «News-Diät» eine Option, indem Sie sich nur noch ein- oder zweimal pro Tag über die wichtigsten Entwicklungen informieren.
- Sie haben es in diesem Buch schon oft gelesen: Eine gesunde Lebensweise unterstützt die Abwehrkraft des Körpers nachhaltig. Besonders in Zeiten der Unsicherheit sind eine ausgewogene Ernährung, genügend Bewegung und Schlaf sowie ein taugliches Stressmanagement wichtig. Vergessen Sie also auch in Zeiten der Pandemie nicht, Ihren Körper fit zu halten, sich ab und zu eine kleine Freude zu machen, Entspannungs-

momente zu geniessen und soziale Kontakte zu pflegen – online oder über das gute alte Telefon. Vielleicht schreiben Sie sogar wieder einmal einen Brief?

- Etwas Trost spendet Ihnen vielleicht auch der Gedanke, dass die Situation sich irgendwann zum Guten wenden wird. Vielleicht überlegen Sie schon mal, worauf Sie sich besonders freuen und was Sie dann als Erstes tun werden?
- Die folgenden Vitalstoffe unterstützen und stärken das Immunsystem (Angaben beziehen sich auf die tägliche Dosis):
  - Vitamin C: 1000 mg
  - Vitamin D: 1000 bis 2000 IE (Internationale Einheiten) oder noch effektiver: 20 Minuten Sonnenlicht
  - Vitamin E: 600 bis 800 mg
  - Zink: 15 bis 30 mg

Beachten Sie: Diese Supplementierung soll auf maximal zwei bis drei Monate beschränkt sein und nicht jahrelang eingenommen werden.

Wie geht es weiter?

Obwohl Pandemien momentan zu den wahrscheinlichsten Gefährdungsszenarien gehören, hat SARS-CoV-2 die meisten Länder kalt erwischt. Ob die gegenwärtig weltweit ergriffenen drastischen Massnahmen gerechtfertigt oder übertrieben sind, werden wir erst in der Zukunft wissen. Zu hoffen ist, dass die Regierungen der Welt aus der Krise lernen, sich besser absprechen und nächstes Mal schnell taugliche Instrumente zur Hand haben, um die Ausbreitung eines Erregers noch effizienter zu bremsen oder gar zu verhindern.

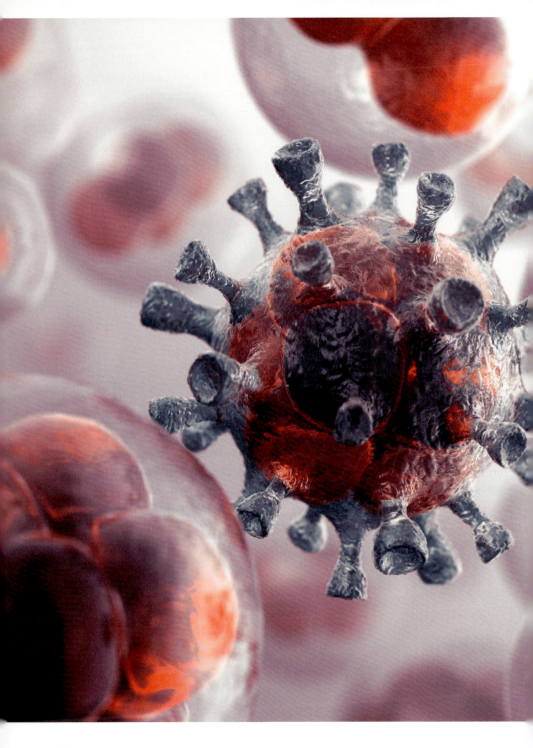

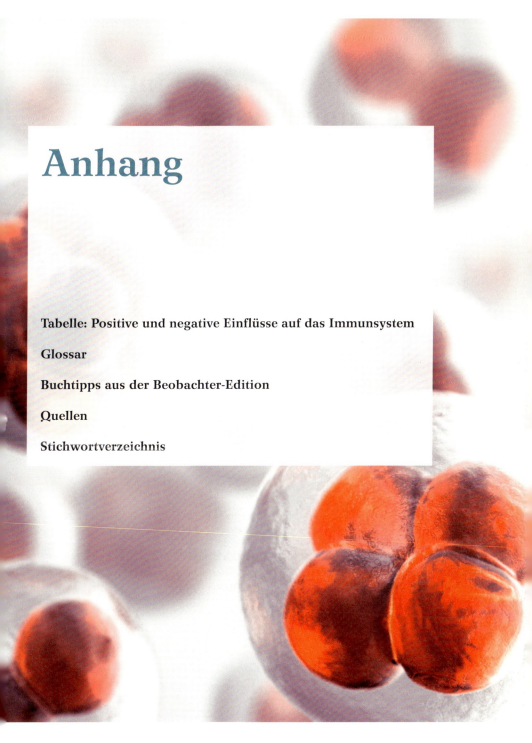

Anhang

Tabelle: Positive und negative Einflüsse auf das Immunsystem

Glossar

Buchtipps aus der Beobachter-Edition

Quellen

Stichwortverzeichnis

Positive und negative Einflüsse auf das Immunsystem

	Einfluss auf das Immunsystem	Bemerkungen	Infos/Hinweise in diesem Buch, Seite/n
Ernährung			
Eiweiss	+		111, 125–127
Kohlenhydrate	+ Vollkornprodukte, Hülsenfrüchte, Gemüse, Früchte – Zucker, Fast Food Weissmehlprodukte		111, 126, 151
Fett	+ Ein- und mehrfach ungesättigte Fettsäuren (Fisch, Nüsse, Lein-, Raps- und Olivenöl) – Zu viel tierische Fette, Transfette (Frittiertes, Gebäck, Chips etc.)		111, 150, 151, 162
Vitamine	+	In erster Linie die Vitamine A, C, D und E	111–114, 118, 128, 129, 147
Mineralstoffe und Spurenelemente	+	Hauptsächlich Zink, Eisen, Selen, Kupfer und Kalzium	111, 114, 115, 117, 119–121, 125
Sekundäre Pflanzeninhaltsstoffe	+		116–118, 121, 125, 127
Ballaststoffe	+	Obst, Gemüse (Kohl, Artischocken, Rüebli, Kartoffeln), Nüsse, Soja und Hülsenfrüchte	116, 117, 121, 126, 127, 149

ANHANG

	Einfluss auf das Immunsystem	Bemerkungen	Infos/Hinweise in diesem Buch, Seite/n
Superfood, einheimisch	+	Beeren, grüne Gemüse; Kreuzblütler, Kräuter, Leinsamen, Nüsse, Trauben, Weizen- und Gerstengras, Wildpflanzen	116–120
Superfood, exotisch	(+)	Açaí, Aroniabeeren, Avocado, Chia, Chili, Ginseng, Gojibeeren, Granatapfel, Ingwer, Kaffee, Kurkuma, Maca, Mangostan, Matcha, Maulbeeren, Moringa, Papaya, Passionsfrucht, Quinoa, Shiitake, Soja, Spirulina, Zitrusfrüchte Es existieren noch praktisch keine wissenschaftlichen Studien über die exotischen Superfoods.	116, 120–127
Ausreichend Flüssigkeit	+	Eineinhalb bis zwei Liter täglich	22, 26, 35, 49, 65, 118, 127, 166, 175
Andere			
Bewegung, Sport	+ massvoll, aerob – bis zur Erschöpfung, anaerob – Bewegungsmangel	Laufen, Schwimmen, Velo, Walking, Joggen etc. Marathon, Hochleistungssport	60, 62, 65, 90, 110, 129–131, 144, 149, 152, 166
Stress	–/+	Chronischer Stress schadet dem Immunsystem, kurzzeitiger Stress stimuliert das Immunsystem	46, 62, 74, 79, 91, 130, 131, 142-144, 155, 159, 162

	Einfluss auf das Immunsystem	Bemerkungen	Infos/Hinweise in diesem Buch, Seite/n
Schlaf	+ ausreichend erholsamer Schlaf (sieben bis acht Stunden) − Schlafmangel		62, 65, 131, 143–146, 164
Sauna	(+)		146
Sonnenbaden	+ kurzfristig, angepasst an den Hauttyp − übermässige Sonnenexposition ohne Schutz		112, 147, 163, 164
Aktives Sexualleben	+		148, 180–183, 185
Mikrobiota (Darmflora)	+ artenreiche Darmbakterien, ausgewogene Zusammensetzung − Dysbiose (Fehlbesiedelung, Überhandnehmen von ungünstigen Darmbakterien)		46, 47, 55, 57, 98, 116, 148–150, 155, 157, 176
Antibiotika	+/−	Können einerseits das Immunsystem im Kampf gegen Krankheitserreger unterstützen oder aber bei unsachgemässer Verschreibung oder unvorschriftsmässiger Einnahme gefährliche, antibiotikaresistente Keime fördern	15, 40, 53, 68, 71, 82, 96–98, 149, 150, 165, 176, 187–189

	Einfluss auf das Immunsystem	Bemerkungen	Infos/Hinweise in diesem Buch, Seite/n
Impfungen	+/−	Helfen eine Immunität gegen Krankheitserreger aufzubauen	54, 58, 60, 99–102, 106, 171, 174, 186
		Können bei immungeschwächten Patienten zum Ausbruch einer Infektionskrankheit führen	
Medikamente	−	Immunsuppressiva hemmen die Aktivität des Immunsystems	46, 71, 73, 79, 83, 85, 86, 92, 96, 109, 166, 171, 175, 176, 186
Hygiene	+ − übertrieben		15, 18, 56, 60, 72, 82, 97, 132–141, 150, 167, 168, 173
Geschlecht	+ Östrogene	Weibliche Hormone stimulieren die Immunzellen	58–60, 85, 111
	− Testosteron	Männliche Hormone hemmen die Immunzellen	
Übergewicht	−	Übermässiges Bauchfett produziert entzündungsfördernde Substanzen	57, 62, 98, 111, 129, 150–152, 161
Untergewicht	−	Begünstigt die Anfälligkeit für Infektionskrankheiten	152
Intermittierendes Fasten	+		151
Genuss- und Suchtmittel	−/(+)	Ein Glas Rotwein täglich kann das Immunsystem unterstützen. Ansonsten schwächen alle Suchtmittel (Nikotin, Drogen) den Körper und die Abwehr	152

	Einfluss auf das Immunsystem	Bemerkungen	Infos/Hinweise in diesem Buch, Seite/n
Psyche	+ Optimismus, Freude, Lachen − Depressionen, Trauer, psychischer Stress		130, 154, 155, 160
Soziales Netz	+ intakte Familie, gute Freunde − sozialer Stress (Vereinsamung, Streit, Probleme, Armut)		60, 143, 159–161
Haustiere	+		72, 77, 78, 160, 161
Chronische Entzündungen	−	Sauerstoffradikale beschleunigen den Alterungsprozess des Immunsystems	62, 128, 151, 161
Diabetes	(−)	Ein schlecht eingestellter Blutzucker erhöht die Infektanfälligkeit	60, 86, 111, 123, 132, 150, 161
Umweltgifte	−		85, 162, 163, 188
Ionisierende Strahlung	−		162, 163
Kalte Jahreszeit	(−)	Ausgetrocknete Schleimhäute machen anfälliger für Erkältungen	164
Nahrungsergänzungsmittel	+/−	Eine Vitamin-D-Supplementierung kann im Winter sinnvoll sein. Eine unkontrollierte, überdosierte Vitamineinnahme ist mitunter gefährlich.	122, 128

Glossar

antibakteriell gegen Bakterien wirkend

Antigene signifikante molekulare Oberflächenstrukturen, die vom Immunsystem als fremd oder eigen erkannt werden

Antikörper Stoffe, die von den Immunzellen gebildet werden, nachdem ein (normalerweise fremdes) Antigen erkannt wurde

Antioxidans neutralisiert schädliche Stoffwechselprodukte (Sauerstoffradikale)

antiviral gegen Viren wirkend

Apoptose die programmierte, gesteuerte Selbstzerstörung einer Zelle

bakterizid bakterienabtötend

benigne gutartig

Botenstoffe chemische Stoffe, die Informationen übermitteln und eine Kommunikation innerhalb eines Organismus ermöglichen

Desinfektion Abtöten oder Inaktivieren von Mikroorganismen auf einer Oberfläche. Die Anzahl Krankheitserreger wird so weit reduziert, dass keine Infektion mehr möglich sein sollte.

Endemie gehäuftes Auftreten einer Krankheit in einer umschriebenen Region, d. h. zeitlich und örtlich begrenzt

Entzündung körperliche Reaktion auf einen schädigenden Reiz mit der Absicht, diesen zu beseitigen

Epidemie zeitlich und örtlich stark gehäuftes Aufkommen einer Krankheit

Enzym Substanz, die lebenswichtige Stoffwechselreaktionen und chemische Umwandlungsprozesse vorantreibt. Eine chemische Schere, die Verbindungen zerlegt

Epigenetik Veränderung der vererbbaren Eigenschaften durch Umwelteinflüsse und die Lebensweise

Erythrozyten rote Blutkörperchen, zuständig für den Sauerstofftransport im Blut

Granula flüssigkeitsgefüllte Bläschen in den Zellen

immun unempfindlich, unantastbar

Immunglobulin andere Bezeichnung für Antikörper

Immunität erworbener (in seltenen Fällen vererbter) Abwehrmechanismus

immunmodulierend ausgleichende Beeinflussung des Immunsystems

Infektion Eintritt von Mikroorganismen in ein anderes Lebewesen

infektiös ansteckend, mit Krankheitserregern behaftet, sodass eine Infektion weitergegeben werden kann

Infektionskrankheit durch einen pathogenen Erreger verursachte Erkrankung

Inkubationszeit Zeitraum zwischen der Ansteckung bzw. dem Eindringen eines Krankheitserregers in den Körper bis zum Auftreten der ersten Symptome. Die Inkubationszeit kann wenige Stunden (Noro-Virus) oder aber Jahrzehnte betragen (Aids).

Interferon flüssige Abwehrstoffe gegen Viren

Inzidenz die Anzahl von Neuerkrankungen, bezogen auf einen bestimmten Zeitraum

Karzinom bösartiger Tumor, Krebsgeschwulst

Keim gebräuchliche Bezeichnung für einen Krankheitserreger

Kontamination die Verunreinigung eines Gegenstandes mit Mikroorganismen oder anderen Substanzen, z. B. schädlichen Stoffen (radioaktive Strahlung, Schadstoffe im Boden und im Grundwasser etc.)

Latenz die Zeit zwischen der Infektion, dem Eindringen von Keimen, und dem Zeitpunkt, ab dem ein Erkrankter infektiös ist. Kann kürzer oder länger sein als die Inkubationszeit

Letalität Sterberate unter erkrankten Personen. Tödlichkeit einer Krankheit, das Verhältnis der Anzahl Todesfälle zur Anzahl der Erkrankten

Leukozyten weisse Blutkörperchen; Gesamtheit aller Zellen des Abwehrsystems

Lymphfollikel Ansammlung von Abwehrzellen

Makrophagen Fresszellen

maligne bösartig

Mikrobiom Gesamtheit aller Mikroorganismen im und auf dem Körper

Mikrobiota intestinales Mikrobiom, alle im Magen-Darm-Trakt vorkommenden Mikroorganismen (früher: Darmflora)

Mikroorganismen Mikroben, alle mit blossem Auge nicht sichtbaren Lebewesen (z. B. Bakterien, Viren, Pilze)

Morbidität Anzahl Menschen, die während eines gegebenen Zeitraums von einer bestimmten Krankheit befallen werden

Mortalität Anzahl Todesfälle (Sterblichkeitsrate) aufgrund einer bestimmten Krankheit während eines gegebenen Zeitraums im Vergleich zu einer Population

Pandemie örtlich nicht begrenzte Ausbreitung einer Infektionskrankheit über Länder und Kontinente hinweg

Pathogen, pathogen krank machender Keim, krank machend, eine Krankheit verursachend

Pathogenität die Fähigkeit, eine Krankheit auszulösen, jemanden krank zu machen

Phagozyten Fresszellen

Phagozytose der Vorgang, bei dem eine Zelle andere Partikel oder sogar Zellen umschliesst, sie sich einverleibt und unschädlich macht, bzw. sie auflöst und frisst

Prävalenz Häufigkeit einer Krankheit oder eines Symptoms zu einem bestimmten Zeitpunkt, die Anzahl bereits Erkrankter

resistent widerstandsfähig

Resistenz angeborener Abwehrmechanismus

Sauerstoffradikale, freie Stoffwechselprodukte, die die Zellen schädigen

Seuche hochansteckende Infektionskrankheit

steril eigentlich keimfrei, frei von Mikroorganismen. Eine absolute Keimfreiheit gibt es jedoch nicht.

Stress, oxidativer Überschuss an schädlichen Stoffwechselprodukten (Sauerstoffradikale)

Virostatika Medikamente, die die Aktivität von Viren einschränken

Virulenz Infektionskraft, wie stark krank machend bzw. wie aggressiv ein Erreger ist, seine pathogene Potenz

viruzid virenabtötend

Buchtipps aus der Beobachter-Edition

Becker, Stefanie: **Demenz. Den Alltag mit Betroffenen positiv gestalten.** Ein praktischer Ratgeber für Angehörige. Zürich, 2018

Bodenmann, Guy; Fux, Caroline: **Was Paare stark macht.** Das Geheimnis glücklicher Beziehungen. 6. Auflage, Zürich 2017

Bodenmann, Guy; Klingler Lüthi, Christine: **Stark gegen Stress.** Mehr Lebensqualität im Alltag. Zürich 2013

Botta, Marianne: **Bewusste Ernährung – was hilft gegen Krebs?** Mit der richtigen Ernährung Krebs vorbeugen und die Therapie unterstützen. Zürich, 2013

Fäh, David: **Stressfrei abnehmen.** Ohne Diät zum gesunden Wohlfühlgewicht. 5. Auflage, Zürich 2019

Fux, Caroline; Schweizer, Ines: **Guter Sex.** Ein Ratgeber, der Lust macht. 4. Auflage, Zürich 2017

Jahn, Ruth; Mathis, Johannes; Roth, Corinne: **Schluss mit Schlafproblemen!** So verbessern Sie Ihre Schlafqualität und Ihr Wohlbefinden. 2. Auflage, Zürich 2014

Koch, Robert G.: **Der Schlüssel zum Gehirn – nutze dein Potenzial.** Aktiv die Hirnleistung erhalten und optimieren. 2. Auflage, Zürich 2019

Koch, Robert G.: **Mein Anti-Aging-Coach.** Die besten Tipps – von westlicher und östlicher Medizin inspiriert. 2. Auflage, Zürich 2014

Scheidegger, Karl: **Souverän durchs Leben mit Typ-2-Diabetes.** Die besten Tipps zum Vorbeugen und Behandeln. Zürich, 2018

Schreiber, Delia: **Bewusst freier atmen.** Alte Atemmuster heilsam verändern. Zürich 2019

Schreiber, Delia: **Die Selbstheilung aktivieren.** Die Kraft des inneren Arztes. 4. Auflage, Zürich 2019

Quellen

Arastéh K. et al. (2018). Duale Reihe Innere Medizin. Thieme, Stuttgart

Hammond D.C. (1990). Handbook of Hypnotic Suggestions and Metaphors. The American Society of Clinical Hypnosis. New York, 24/90

Bammert A. (2018). Schimmel auf Lebensmitteln – Wenn die Marmelade Pelz trägt. Hygiene und Lebensmittel, Süddeutsche Zeitung, 5/18

Behrens Ch. (2018). Drei, zwei, eins, dreckig. Lebensmittel-Hygiene, Süddeutsche Zeitung, 5/18

Boehm Th. (2011). Ur-Wirbeltiere mit anpassungsfähigem Immunsystem. Max-Planck-Institut für Immunbiologie und Epigenetik, Freiburg i. Br.

Conrad Ch. (2004). Krankenhaushygiene damals und heute – was hat sich geändert? Hygiene und Medizin, 29/6, S. 204 ff.

Diemert D. J. (2006). Prevention and Self-Treatment of Traveler's Diarrhea. Clinical Microbiology Reviews, 19(3):583–594,7

Dimitrov S. et al. (2019). G-alpha-s-coupled receptor signaling and sleep regulate integrin activation of human antigen-specific T cells. Journal of Experimental Medicine, doi:10.1084/jem.20181169, 2/19

Ehreth J. (2003). The global value of vaccination. Vaccine 21, 596–600, Elsevier

Franceschi C. et al. (2018). Inflamm-aging 2018: An update and a model. Semin Immunology; pii:S1044–5323(18)30079–4

Goldman A. S. (1993). The immune system of human milk: antimicrobial, antiinflammatory and immunomodulating properties. The Pediatric Infectious Disease Journal, 12/8, 664–671, 8/93

Graeber Ch. (2018). The Breakthrough. Immunotherapy and the Race to Cure Cancer. Twelve, Hachette Book Group, New York, 11/18

Haefely A. (2008). Waldspaziergänge: Darum tut uns der Wald so gut. Beobachter Gesundheit, 5/18

Hartl B. (2008). Weg mit dem Dreck! Wie die Hygiene die Welt erobert hat. P.M. Magazin, 11/08

Hasler G. (2019). Die Darm-Hirn-Connection., Revolutionäres Wissen für unsere psychische und körperliche Gesundheit. Schattauer, Stuttgart

Horváth G. et al. (2019). Striped body-painting protects against horseflies. The Royal Society Open Science, 1/19

Hviid A. et al. (2019). Measles, Mumps, Rubella Vaccination and Autism: A Nationwide Cohort Study. Annals of Internal Medicine, doi:10.7326/M18-2101, 5/19

Kipnis J. et al. (2016). Unexpected role of interferon-γ in regulating neuronal connectivity and social behavior. Nature, 535, 425–429, 7/16

Koch R. (2014). Mein Anti-Aging-Coach. Die besten Tipps – von westlicher und östlicher Medizin inspiriert. Beobachter-Edition, Zürich

Koch R. (2018). Der Schlüssel zum Gehirn – nutze dein Potenzial. Beobachter-Edition, Zürich

Kruse A. (2013). Der heimliche Dirigent – Wie das Immunsystem Partnerwahl und Schwangerschaft beeinflusst. Springer Spektrum, Heidelberg

Larson E. L. (2004). Effect of Antibacterial Home Cleaning and Handwashing Products on Infectious Disease Symptoms: A Randomized, Double-Blind Trial. Annals of Internal Medicine, 140(5):321–9

Latz E. (2018). Fast food makes the immune system more aggressive in the long term. Institute for Innate Immunity of the University of Bonn, 1/18

Laukkanen T. et al. (2015). Association Between Sauna Bathing and Fatal Cardiovascular and All-Cause Mortality Events. JAMA Intern Med., 175(4):542–548. doi:10.1001/jamainternmed.2014.8187, 2015

Lea A. et al. (2018). Dominance rank-associated gene expression is widespread, sex-specific, and a precursor to high social status in wild male baboons. Proceedings of the National Academy of Sciences of the United States of America, 115, E12163–12171,12/18

Ledford H. (2016). Fat fuels cancer's spread in mice. Nature, International journal of science, doi:10.138/21092, 12/16

Lesourd B. (2004). Nutrition: a major factor influencing immunity in the elderly. The Journal of Nutrition, Health & Aging, 8(1), 28–37

Li J. et al. (2018). Global Survey of Antibiotic Resistance Genes in Air. Environmental Science and Technology. 52, 10975–10984, 7/18

Litman G. W. (1997). Das Wirbeltier-Immunsystem: Frühformen bei Haien. Spektrum der Wissenschaft, Nr. 36

Martin M., Resch K. (2009). Immunologie. Eugen Ulmer KG, Stuttgart

McNicholas J. (2005). Pet ownership and human health: a brief review of evidence and issues. The British Medical Journal, 331:1252

Mogi K. (2017). Ikigai – Die japanische Lebenskunst. Dumont, Köln

Mosley M. (2013). How much can an extra hour's sleep change you? BBC News, bbc.com, 10/13

Pezzutto A. et al. (2007). Taschenatlas der Immunologie. Grundlagen – Labor – Klinik. Thieme, Stuttgart

Pilger F. (2005). Psychoneuroimmunologische Marker und Aminosäure-Spektrum bei Patienten mit Somatisierungs-Syndrom und/oder Major Depression versus Kontrollgruppe. Medizinisch-Psychosomatische Klinik Roseneck, Medizinische Fakultät Ludwig-Maximilians-Universität, München

Rink L. et al. (2015). Immunologie für Einsteiger. Springer Spektrum, Berlin

Schedlowski M. et al. (2017). Selective increase of cerebrospinal fluid IL-6 during experimental systemic inflammation in humans: association with depressive symptoms. Mol Psychiatry, doi:10.1038/mp.2016.264, 1/17

Sedlacek H. (2014). Immunologie – Die Immunabwehr des Menschen. Schutz, Gefahren, Erkrankungen. De Gruyter, Berlin

Simon A. K., et al. (2015). Evolution of the immune system in humans from infancy to old age. The Royal Society Publishing. 10.1098/rspb.2014.3085, 12/15

Sone T. et al. (2008). Sense of life worth living (ikigai) and mortality in Japan: Ohsaki Study. Psychosomatic Medicine, 70(6): 709–15, 7/08

Stallmach L. (2017). Milliarden Bakterien besiedeln Babys. Neue Zürcher Zeitung, 5. Mai

Stammnitz M. R. et al. (2018). The Origins and Vulnerabilities of Two Transmissible Cancers in Tasmanian Devils. Cancer Cell, 33607–619, 4/18

Stettler S. (2018). Der Bodyguard. Coopzeitung, 10/18

Suter P. M. (2008). Checkliste Ernährung. Thieme, Stuttgart

Trautmann A. et al. (2018). Allergologie in Klinik und Praxis. Thieme, Stuttgart

Turner J. E. (2016). Is Immunosenescence influenced by our lifetime «dose» of exercise? Biogerontology, 17;(3):581–602

Vesenbeckh S. M. (2013). Last Minute Infektiologie, Immunologie und Mikrobiologie. Urban & Fischer, München

Yanik E. L. (2017). Cancer Risk After Pediatric Solid Organ Transplantation. National Cancer Institute, Pediatrics, doi:10.1542, 4/17

Zipfel P. F. et al. (2002). Das tägliche Versteckspiel: Wie Mikroorganismen der Immunabwehr entgehen. Biologie in unserer Zeit, 32(6), 371–379

Stichwortverzeichnis

A

Abszess 52
Abwehr-Qi 65
Abwehrzellen .... 21, 26, 30, 32 (Tabelle),
35, 36, 43, 45, 48, 54,
56, 61, 74, 85, 91, 112, 114,
120, 144, 153, 157, 161
Açaí 120
Achtsamkeitstraining 143
Adjuvanzien 100
Afrikanische Schweinepest 195
Aids 71, **91**, 191, 192
Anal-/Vaginalverkehr 91
Akupunktur (Allergie) 83
Akute-Phase-Proteine 35
Alkoholkonsum 152, **153**
Allergie 30, 31, 55, **77**, 133
    und Açaí 121
    und Mikrobiota 150
    und Pestizide 189
    und Stress 142
    und weibliche Hormone 58
Aluminium 100
Amöben 72, 170
Antibiotika 15, 40, 68, 69, 71, 73, 82,
96, 98, 99, 105, 187, 188, 196
    im Ausland kaufen 176
    Resistenz 53, 68, 69, 96, 97, 196
    und Chlamydien 182
    und Grippe 165
    und Lepra 172
    und Massentierhaltung 188
    und Mikrobiota 149, 150
    und Trichomonaden 182
    und Tripper 181
    und Weicher Schanker 185
Antigene **22**, 23, 35
    körpereigene 30, 85
    und Blutgruppe 24
    und erworbene Immunabwehr 37
    väterliche 54
Antigenlast 61
Antihistaminika 83
Antikörper **22**, 23, 35
    und Blutgruppe 24
    und erworbene Immunabwehr 37, 38

und Muttermilch 56
und Rhesusfaktor 25
und Sex 148
Antimyotika 72, 98
Antioxidans/Antioxidanzien 112, 113,
114, 161, 162
    Melatonin 146
    und Beeren 117
    und Trauben 119
Apoptose **37**
Aroniabeeren 121
Arthritis, rheumatoide 85
Arthrose 60
Arve 130
Ascorbinsäure siehe Vitamin C
Asthma 55
    und Heuschnupfen 82
    und Muttermilch 56
    und Pestizide 189
Atemwege 47
Ausdauertraining 129
Autismus (MMR-Impfung) 100
Autoantigene 30, 85
Autoantikörper 85
Autogenes Training 90, 144
Autoimmunerkrankungen 30, 77,
84, 85
    und Fieber 52
    und Frauen 85
    und Geschlecht 58
    und Immunsuppressiva 109
    und Lymphozytenzahl 31
    und Mikrobiota 150
    und Monozytenzahl 31
    und Pestizide 189
    und Stress 142
Autoimmunprozess 161
    und Vitamin D 113
Autophagie 152
Avocado 121
    Ökobilanz 190

B

B-Lymphozyten 30, 33, 35
    im Alter 61
Bacillus cereus 170

Bakterien 68, **69**	Chlorophyll 117
multiresistente 68	Cholera 14, 15, 16, 106, 194
Vermehrung 51	Cholera-Bakterien 169
Ballaststoffe 116	Cholesterin 114
und Mikrobiota 149	und Avocado 121
Bandwurm 20, 72, 73	Clostridien 170
Bazillen 69	Clostridium-Bakterien 103
Beeren 117	Coli-Bakterien 168
Bewegungsmangel 131	Corona-Virus 196
Bienenstich 78	Cortisol 109, 142
Bifidusbakterien 98	und Yoga 144
Bilharziose 174	COVID-19............................... 196
Biomarker 87	Creutzfeldt-Jakob 191
Blasenentzündung und Cranberrys 117	CRP 35
Blaualgen siehe Spirulina	
Blutegel 72	**D**
Blutgruppe 24	Darm und Bakterien 148
Blutkörperchen, weisse siehe Leukozyten	siehe auch Darmflora, Mikrobiota
Blutplättchen (Dengue) 75	Darm-Hirn-Achse 155
Bluttransfusion 108	Darmerkrankungen,
Blutvergiftung 53	chronisch entzündliche 46, 85
Blutzellen (Tabelle) 27	Darmflora 55, 148
Bocksdornfrüchte 65, 123	siehe auch Mikrobiota
Borreliose 50, 105	Darmschleimhaut 46
Botenstoffe 29, 35, 36, 155, 156, 157	Darmwand, löchrige 46
Histamin 79	Demenz 60
immunsuppressive 54	und Aluminium 101
Botulinum-Toxin 170	und Creutzfeldt-Jakob 191
Botulismus 170	und Mundhygiene 134
Breitbandantibiotikum 97, 98	und Optimismus 158
Bries siehe Thymus	und Pestizide 189
Broccoli 55	und Stress 142
Brustkrebs und Stillen 55	Denguefieber 75
BSE 191	Desensibilisierungsbehandlung (Allergie) ... 83
	Desinfektionsmittel 134, 140
C	Diabetes 60, 132, 161
C-reaktives Protein siehe CRP	Typ 1 86
Campylobacter 168, 170	und Ernährung 111
Candida	und Mikrobiota 150
albicans 72	und Gojibeeren 123
auris 97	Diagnose
Capsaicin 122	und Antikörper 23
Cathelicidine 147	und Leukozyten 29
CEA 87	Differenzialblutbild 29
Chemotherapie 89, 110	Dinner-Cancelling 151
Chiasamen 121	Diphterie 101, 106
Chili 122	Dopamin 157
Chlamydien 180, **181**, 182	und Drogen 154
Chlorella 122	Drogen 153

217

Dunkler Hallimasch 71
Durchfallerreger 50
Dysbiose (Darm) 149, 150

E
Ebola 68, 194
    Impfung 106
Ecstasy 154
Edamame 126
Einsamkeit 159
Eintrittsort (Erreger) 51
Eisen 115
Eiter **52**
Eiweisse 111
Elektronenmikroskop 20
Embryo 54
Empyem 52
Endorphine (Entzündung) 53
Entspannungsmethoden 143, 144
Entzündung 52, 53
    als Immunreaktion 36
    chronische .... 62, 128 (Fast Food),
                  145 (Schlafmangel), 151,
                                    161, 162
    stumme 118
    und Überanstrengung 131
Entzündungsaltern 60
Entzündungswerte (Depression) 155
Epstein-Barr-Virus 88
Erbenergie 65
Erkältung 113, 115, 134, 145, 146, 157,
                        158, 162, 163, 164,
                            165, 187, 193
    und Ingwer 123
Erythrozyten 26, 27
Escherichia coli (E. coli) 168, 170

F
Fadenwürmer 72
Fasten, intermittierendes 151
Fast Food 128
Feinstaub 163, 174, 175
Fettsäuren, gesättigte 111
Fieber 52
Fischölkapseln 118
Fistel 52
Flöhe 72
Fötus 54
Fresszellen 31, 32
                siehe auch Makrophagen

Freunde 159, 160
Frühsommer-Meningo-Enzephalitis
    siehe FSME
Fruktoseunverträglichkeit 84
FSME 105
Fungizide 98

G
Gebärmutterhalskrebs 106, 182
Gedächtnis, immunologisches 37, 57
    und Impfungen 99, 100
Gedächtniszellen 30, 34, 37
    und Alter 61
Geflügelpest siehe Vogelgrippe
Gelbfieber 106
Geld 140
Gemüse, grüne 117
Gerstengras 119
Ginseng 123
Glukokortikoide 83, 109
Glutenintoleranz 84
                  siehe auch Zöliakie
Goji 65, 123
Gonorrhö siehe Tripper
Granatapfel 123
Granula 29, 31
Granulozyten 27, 28, **29**, 31, 32
Grippe 16, 74, 164, 165, 192
    Todesopfer 14
    und Alter 61
    und Depression 157
Grippeimpfung 101
    und Geschlecht 58
    und Schweinegrippe 193
Grippetod (Frauen) 58, 59
Grippewelle 51
Grüntee 124
Gürtelrose 75, 104
    und Impfung 105

H
H5N1 187
Haemophilus influenzae siehe HiB
Hämorrhagisches Fieber siehe Ebola
Händewaschen **134**, 135
    und Grippe 165
Harter Schanker 181
Haustiere 159

Haut	**20**, 31, 45
Transplantation	108
und Alter	60
und Vitamin A	112, 113
Hefepilze	98
Helferzellen und Östrogen	58
Helminthen	72
Hepatitis	35, 50, 71
A	105
B	106, 180, **184**
C	106
Herpes	
genitalis	74, 75, 180, **183**
labialis	74, 75, 183
und Sonnenbaden	147
und Stress, 156	
zoster	75, 104
Herpes-Viren	61, 74, 75, 183
Herzinfarkt	36, 60
und Mundhygiene	134
und Stress	142
Herzklappe (Transplantation)	107
Heuschnupfen	29, 78, **82**
HiB	106
Hirnschlag	36
Histamin	31, 79
in Wein, Fisch	84
HIV	50, 74, 191, 194
Impfung	106
und Vaginal-/Analverkehr	51
Hongkong-Grippe	194
HPV siehe Humane Papilloma-Viren	
Humane Papilloma-Viren	88, 180, **182**, 183
Impfung	106
Hygiene	**132**
Mittelalter	15
übertriebene	82 (Allergie), 49 (Mikrobiota)
Hyposensibilisierungsbehandlung	83

I, J

IgE-Antikörper (Allergie)	78, 79, 83
Ikigai	156, 158
Immunabwehr	
humorale	22, 26
zelluläre	22, 26
Immundefekt, angeborener	90
Immunglobuline	23, 35
und Muttermilch	56
und Östrogene	58
Immunglobulinklassen	37, **38**

Immunisierung, aktive/passive	39, **99**
Immunität	38
angeborene	39
und Hepatitis B	184
Immunkapazität	51, 133
Mann/Frau	58, 60
Immunmangel, erworbener	91
Immunmodulation	
und Spirulina	127
und Zink	115
Immunologie	14, 17
Immunoseneszenz	61, 62
und Fasten	151
und Proteine	111
Immunreaktion	
adaptive	37
angeborene/unspezifische	36
erworbene	37
spezifische	37, 48 (Lymphknoten)
Immunsuppressiva	86, **109**
Immunsystem	
angeborenes/unspezifisches	21, 22, 57
erworbenes/spezifisches	21, 22
Immuntherapie	89
Immuntoleranz, gestörte	133
Impfreaktion, ungenügende	55
Impfstoffe	17, 71
Dengue	75
HIV	92
Impfungen	**99**
Grippe	165
Herpes	183
HPV	183, 186
MMR	100, 102
Noro-Virus	170
Typhus	168
und Geschlecht	58
und Malaria	106
und Schlaf	144
Windpocken	76
Zecken	105
Infekt, grippaler	50, 164
Infektion, aerogene	50, 165
Inflammaging	60, 161
Influenza	101, 164
	siehe auch Grippe
Influenza-Virus	164, 165
Ingwer	123
Inkubationszeit	165
Noro-Virus	170

Insektengift (Allergie) 77
Insektenstich behandeln 51
Insektizide 139, 163, 189
Interferone 35
    und Hepatitis B 184
    und Lachen 158
Interleukine 35
Intimhygiene 136, 137
Jenner, Edward 17

K
Kaffee 124
Kaiserschnitt 55
    und Mikrobiota 149
Kalzium 115
Keime, multiresistente 15
Keuchhusten 106
Killerzellen
    natürliche 34
    Sicherungsmechanismus 89
    und Lachen 158
    und Sex 148
    und Stress 142
    und Überanstrengung 131
Kimchi 99
Kindbettfieber 18
Kinderlähmung 102, 103
Kindersterblichkeit 18, 60
Klimakterium 58
Kneippen 147
Knochenbrecher-Fieber 75
Knochenmark 30, **41**
    Transplantation 42, 108
Knochenmarkspende (Aids) 92
Knochenschwund siehe Osteoporose
Koch, Robert 17
Kohlenhydrate 111
Kohlgemüse 118
Kokain 140, 154
Kokken 69
Komplementfaktoren 35
Kontaktallergie 77
Körpergewicht und Mikorbiota 149, 155
Körperpflege 135
Kortison **109**
Krankheiten, psychische 55
Kräuter 118
Krebs 71, 86
    Medikamente 110
    und Ernährung 111

und Melatonin 146
und Strahlung 163
und Vitamin D 147
Krebsrisiko und Vitamin D 113
Krebszellen und Lymphknoten 49
Kreuzallergie 84
Küchenhygiene 136, 137, 138
Kupfer 115
Kurkuma 124

L
Lachen 158, 159
Laktobazillen 98
Laktoseintoleranz 84
Langerhans-Zellen 21
Läuse 72
Leaky gut 46
Lebendimpfstoffe 99
Lebenserwartung 18, 60
    Nacktmulle 87
    und Ernährung 129
    und Feinstaub 163
    und Haustiere 159
    und Hygiene 132
    und Resveratrol 152
Lebensmittelallergie 77, 84
Lebensmittelinfektion 167
    vermeiden 139
Lebensmittelunverträglichkeit 84
Lebensmittelvergiftung 167
Leeuwenhoek van, Antoni 17
Leihimmunität 54
Leinöl 118
Leinsamen 118
Lepra **172**
Leptospiren-Bakterien 141
Leukämie 31, 42, 108, 155
    und Avocado 121
    und Strahlung 163
Leukozyten **26**, 27, 28, 29
    und Dengue 75
    und Depression 155
    und Eiter 53
    und Rauchen 153
Lichtmikroskop 20
Listerien 73, 169
Lues siehe Syphilis
Lungenentzündung und Alter 61
Lungenschleimhaut 47
Lupus erythematodes 86
Lymphabfluss 48

Lymphdrainage 50
Lymphdrüsenkrebs und
  Organtransplantation 109
Lymphe 41, 49
Lymphflüssigkeit 144
  und Bewegung 130
Lymphfollikel 45, 47
  im Darm 46, 47
Lymphknoten 21, 45, **48**, 49
Lymphödem 50
Lymphorgane
  primäre 41
  sekundäre 48
Lymphozyten 21, 27, 29, **30**, 33
  und Alkohol 153
  und erworbene Immunabwehr 37, 38
  und Lymphsystem 41
  und Mikrobiota 148
  und Milz 49
  und Psyche 156
  und Überanstrengung 131
Lymphozytose 31
Lymphsystem (Grafik) 44

M
Maca 124
Magen-Darm-Trakt 46
  und Immunzellen 47
Major histocompatibility complex 38, 84
Makronährstoffe 111
Makrophagen 21, 28, 31, 32, 36, 144
  und Immunsuppressiva 109
Malaria 50, 76, **171**
  Resistenz gegen 39
  Todesopfer 14
  und Impfung 106
Mammografie 87
Mandeln **45**
Mangelernährung 129
Mangostan 124
Maracuja 126
Masern 50, 71, 100, 101, 102, 103
Mastzellen 27, 31, 34, 36, 73, 79
Matcha 124
Maulbeeren 124
Medikamente, antivirale 35, 71, 92
Meditation 90
Melatonin **146**
Meningokokken 106
Metastasen 49

MHC-Moleküle 38, 84
Migration 15
Mikrobiom, intestinales 120, 148, 149
  siehe auch Darmflora, Mikrobiota
Mikrobiota **148**, 149
  Aufbau 55
  und Antibiotika 98
  und probiotische Nahrungsmittel 57
  und Psyche 155, 157
Mikronährstoffe 111
Mikrozephalie 172
Milben 72
Milchsäurebakterien 98
Milke siehe Thymus
Milz 48, **49**, 142
Mimikry, molekulares 73
Mineralstoffe 114
MMR-Impfung 100, 102
Mobilfunknetz 162, 163
Monade 64
Monozyten 27, 28, 29, **31**, 32, 144
Moringa 125
Mücken 72
Mückenschutz 173
Multiple Sklerose 85
Multiresistenz (Antibiotika) 97
Mumps 71, 102
Mundhygiene 133, **134**
Muttermilch 55
Mycobacterium tuberculosis 195
Mykobakterien 17
Mykosen 71

N
Nabelschnur 39
Nacktmull 87
Nahrungsergänzungsmittel **128**
Nahrungsmittel, probiotische 57
Nestschutz 54
Neurodermitis und Muttermilch 56
Neurotransmitter 156, 157
  und Drogen 154
  und Kupfer 115
  und Mastzellen 79
Niesen 48
Nikotin 153
Noro-Viren 141, 170
Nüsse 119

O

Omega-3-Fettsäuren 118
Open window 131
Optimismus 157
Organspende 107
Organtransplantation **107**
Organversagen 53
Osteoporose 60
Östrogen 58
Oxytocin 143, 160

P, Q

Palmöl 190
Papaya 125
Parasiten 51, **72**
   und Allergie 82
Parkinson 60
Passionsfrucht 126
Pasteur, Louis 17
Penicillin (Syphilis) 181
Pest 168, **193**, 194
   Todesopfer 14
Pestepidemie 15
Pestizide 139, 163, 189
Peyer'sche Plaque 47
Pflanzeninhaltsstoffe
   sekundäre 116
   und Mikrobiota 150
Phagentherapie 98
Phagozytose .... 28 (Grafik), 35
Phimose 137
Phlegmone 52
Phytoöstrogene 116, 126
Pilze **71**
Plasmazellen 30, 33
Plasmodien 76
Plazentarschranke 25
Pocken 16, 101
   Todesopfer 14
Polio 103
Poliomyelitis siehe Polio
Pollenallergie 77
Präbiotika 46, 149
Primärantwort 31, 53
Prionen 191
Probiotika 98, 99, 150, 176
Proteine 111
PSA 87
Pseudoallergie 79
Psoriasis 85
Psychoneuroimmunologie 155

Pubertät 58
   und Thymus 61
Qi 64, 65
Qigong 65, 90, 144
Quarantäne 193
Quecksilber 115, 163
   in Fischen 188
   und Chlorella 122
Quinoa 126

R

Radikale 113, 162
   siehe auch Sauerstoffradikale
Rattenflöhe 15
Rattenurin 141
Rauchen 153
   und Vitamin C 112
Reaktion, allergische 29
Reisedurchfall 170, 175
Resilienz 143
Resistenz 39, 40
   und Antibiotika 53, 68, 69, 96, 97, 196
Resveratrol 119, 125
   und Lebenserwartung 152
Rhesusfaktor 25
Rinderwahnsinn 191
Rosenkohl 55, 118, 149
Röteln 102

S

Salmonellen 141, 167, 170
   und Küchenhygiene 138
SARS-CoV-2 196
Sauerstoffradikale 112, 113, 142, 161
Saugwürmer 72
Sauna 146, 147
Säureschutzmantel (Haut) 20, 21
Scheidenmilieu 55
Schilddrüse 157
Schimmel
   im Bad 139, 140
   Lebensmittel 138
Schlaf **144**, 145
Schleimhäute 31, **47**
   im Darm 45
   und Alter 60
   und Vitamin A 113
Schmierinfektion 50
Schock
   anaphylaktischer 78
   septischer 53

ANHANG

Schuppenflechte siehe Psoriasis
Schwangerschaft 58
   und Lebendimpfstoff 99
   und Stress 142
   und wilde Blattern 104
Schweinefleisch 120
Schweinegrippe 192
Schwermetalle 163
Schwindsucht 15
Sekundärantwort 30, 54
Selbstheilungskräfte 90
Selbsttoleranz, gestörte 85
Selen 115
   und Schweinefleisch 120
Sepsis 53
Sexualhormone 58
Shigellen 168, 170
Shiitake 126
Sichelzellanämie 39
Sirtuine 152
Smog 163
Soja 99, 126
Sonnenschutz 173
Spanische Grippe 192
Spirillen 69
Spirulina 127
Spulwürmer 72
Spurenelemente 114
Stammzellen 26, 30, 31, 42
   Transplantation 108, 155
Staphylokokken 169
Starrkrampf 102
Stillen 39, **55**
Strahlung, ionisierende 162
Stress 29, 46, 72, 79, **142**, 143, 162
   oxidativer 114, 161
   sozialer 159
   und Ginseng 123
   und Herpes 74, 75, 183
   und Histamin 79
   und Immunmangel 91
   und Immunoseneszenz 62
   und intestinales Mikrobiom
   und körperliche Überanstrengung 131
   und Männer 50
   und sozialer Status 160
   und T-Lymphozyten 155, 156
Stresshormone 155, 159
   und körperliche Überanstrengung 131
   und Tai-Qi 144
   und Wald 130

Superbugs 97
Syndet 21, 135
Syphilis **180**, 181

T

T-Helferzellen 30, 33
   und Aids 92
T-Killerzellen 30, 33
T-Lymphozyten 30, 33, 42
   autoreaktive 42
   naive 42
   und Alter 61
   und Östrogen 58
   und Schlaf 145
   und Sozialverhalten 159
   und Stress 155
   und Zytomegalie 61
T-Suppressorzellen 30, 34
T-Zellen 148
   autoreaktive 85
   regulatorische 30, 34
Tai-Chi 144
TCM **63**
   und Gojibeeren 123
   und Ingwer 123
Telomerase 88, 90
Telomere 88, 142
   und Stress 142
Terpene 130
Testosteron 58
Tetanus 71, 103, 170
Tetanus-Bakterien 68
Therapie
   antiretrovirale 92
   immunsuppressive 83, 91, 107, 108
Thrombozyten 27
Thymus 30, **42**, 85, 142
   und Alter 61
Thymusdrüse 41
   Rückentwicklung 43
Tierhaare (Allergie) 77
Tierzucht 187
Tigermücke 75, 194
Tight junctions 46
Todesopfer Infektionskrankheiten 14
Tollwut 50, 104
Tonsillen siehe Mandeln
Tonsillitis 45
Totimpfstoffe 99
Touchscreen 140
Toxoplasmose **56**

Trachom 182
Traditionelle Chinesische Medizin
  siehe TCM
Trauben 119
Trichomonaden 182
Trinkwasser
  aufbereiten 174
  und Pestizide 189
Tripper 180, **181**
Tropenkrankheiten 171
Tuberkulose 15, 17, 195
  Impfung 106
  Todesopfer 14
Tumoren 31, 38
  und Fieber 52
  und Immunsuppressiva 109
Tumordiagnostik 87
Typhus 106, 167

U, V
Überanstrengung 131
Übergewicht 111, 151,
                                            152, 163
  und Diabetes 161
  und Mikrobiota 98, 150
Umweltverschmutzung
  und Allergie 82
Untergewicht 152
UV-Strahlung 21, 163
Vaginal seeding 55
Vakzination siehe Impfungen
Varizella-Zoster-Virus 75
Verdauung und Mikroorganismen 19
Viren **69**
Virion 70
Virostatika 184
Vitalstoffe siehe Mikronährstoffe
Vitamine **112**
  B_{12} 118
  C .... 112, 113, 122 (Chili),
                        124 (Matcha), 164
  D .... 86 (Autoimmunerkrankungen),
                    112, **113**, 126 (Shiitake),
                                       147, 164
  und Ergänzungsmittel 128
Vogelgrippe .... 106 (Impfung),
                                     187, 188, 195
Vorläuferzellen 42

W
Wachstumsfaktoren und Muttermilch 56
Wachstumshormone (Tierzucht) 188
Wächterzellen 31, 48, 53
Wald 130
Wanzen 71, 72
Wei-Qi 65
Weicher Schanker 184
Weizengras 119
Wespenstich 78
Wilde Blattern 50, 75, 76, 104
Wildpflanzen 120
Windpocken siehe Wilde Blattern
Wirkverstärker (Impfungen) 100
Wolfsröte 86
Wundheilung 114, 117, 144
  und Neurotransmitter 156
  und Stress 142
  und Zink 120
Wundstarrkrampf siehe Tetanus
Würmer 51

Y, Z
Yang 63, 64
Yersin, Alexandre Emile Jean 193
Yersinia pestis 193
Yersinien 168
Yin 63, 64
Yoga 90, 144
Zecken 72, **105**
Zellen, dendritische 31, 32
Zellreparatur und Trauben 119
Zelltod 30, 86, 89
                          siehe auch Apoptose
  kontrollierter/programmierter 37, 42,
                                     125 (Moringa)
Ziegenpeter 102
Zikafieber **171**
Zink 114
Zitrusfrüchte 127
Zöliakie 84, 85
Zoonose 104, 172
Zungenkuss 134
Zytokine 36, 157
  und Depression 157
  und Vitamin D 113
Zytomegalie-Virus 61
Zytostatika 110